ナイチンゲールの看護思想を
リスペクトするわたし

桶河　華代　編著

はじめに

2019年11月に中国の武漢市で確認された新型コロナウイルスは、中国国内に広がり、その後急速に他国に感染が拡大し、あっという間にパンデミックを引き起こしました。感染対策として、三蜜（密集、密接、密閉）の回避とソーシャルディスタンスが有効とされ、マスクの着用、手洗い、消毒の励行とともに「換気」の重要性が注目されています。

全世界がコロナ禍に見舞われた2020年は、偶然にもフローレンス・ナイチンゲール（Florence Nightingale）生誕200年の年です。新型コロナウイルス感染症の終息が見込めない現在も、医療機関や施設では対応が続けられています。特に看護職は各領域で活躍する姿を毎日報道され、患者から「泉」のようだと例えられるほどです。その姿をみてナイチンゲールは誇らしく思ってくれることでしょう。

2020年2月フローレンス・ナイチンゲールの軌跡を訪ねる英国研修が奇跡的にも実現し、「換気の重要性」を含めて、「看護とは」というナイチンゲールの看護理論の素晴らしさを改めて感じることができました。その記録として、1冊にまとめることにいたしました。

第1章にフローレンス・ナイチンゲールの軌跡を訪ねた場所を中心に写真を添えてまとめました。第2章は、英国研修から得た学びを3人が振り返ります。第3章にはナイチンゲールの看護思想から影響を受けた6人の看護職がそれぞれ自分の看護観のプロセスや歩みとして記述しています。最後に第4章では「ナイチンゲール看護研究会・滋賀」での歩みを簡潔に説明し、英国研修の報告として第5回ナイチンゲール看護講演会、写真展を示しました。

この英国研修の記録が、看護に携わる人が看護に迷い、立ち止まったときに、「看護とは何か」を見つめなおすヒントになれば幸いです。

2021年3月12日

編著者を代表して

桶河　華代

目　次

第4章 「ナイチンゲール看護研究会・滋賀」での英国研修の報告

序　章

　「F・ナイチンゲールの軌跡を訪ねて」の英国研修が実現できたわたしは、自分の人生、特に看護において振り返るよい機会となりました。そのきっかけを作ってくださったのは「ナイチンゲール看護研究会・滋賀」という自主的研究会への参加です。「ナイチンゲール看護研究会・滋賀」は、「看護とは」を今一度考えたいという臨床と教育の看護職の強い思いから、2015年10月に発足した研究会です。研究会の設立は、代表である城ケ端初子教授が聖泉大学大学院看護学研究科の設立と同時に着任したことに始まります。城ケ端先生は、アメリカの看護大学院で「看護理論」を学び、看護理論が実践とは切り離せない現状を学んできました。

　しかし、日本では、看護理論は看護基礎教育で教わるものの、臨床の場で活用されているとはいえない現状です。城ケ端先生は、看護理論を学ぶ理由として「看護における「実践」と「理論」は表裏一体の関係にあり、どちらか一方がかけても看護にはならない」[1]と著書でも述べています。また、「看護の本質を追求するための１つの手がかりになるのは、看護理論である。それぞれの看護理論家がどのように捉えているのかに触れることによって、自己の考える看護を確かめ、発展させることにつながっていく」[2]とも記されています。そのため、自身の赴任先であった栃木県では「ナイチンゲール看護研究会・栃木」、岐阜県では「ナイチンゲール看護研究会・岐阜」を立ち上げています。３校目となる本校でも、「ナイチンゲール看護研究会・滋賀」として自主的な学習会が始まりました。

　「ナイチンゲール看護研究会・滋賀」の活動は、月１回の例会と年１回の講演会を開催し、より深くナイチンゲールの看護思想を学ぶ機会を設けています。参加者は、病院や施設、訪問看護ステーション、地域包括支援センターで働く看護職と大学や専門学校の教員、大学院生、看護学生、高校生と様々であります。参加者のなかには、研究会への参加をきっかけに、もっと看護理論を学びたいと科目履修生となる者や看護研究につなげたいと大学院進学を志す者もいて、継続教育へと導く場ともなっています。2018年４月からは事務局を担当し、城ケ端初子教授のもと、「看護覚え書」「病院覚え書」「救貧覚え書」を読み解いてきました。

　「ナイチンゲール看護研究会・滋賀」の歩みは、３冊にまとめています。第１作目は、「平成27年10月～平成30年５月　ナイチンゲールの看護思想を実践に活かそう（城ケ端初子編著）」を2019年３月に出版しました。第２作目は、「平成30年６月～令和元年７月　ナイチンゲールの『病院覚え書』から看護の視点で病院を見直そう！」を2020年３月に

出版しました。第3作目が、同年3月に「令和元年9月～令和2年10月　ナイチンゲールの「救貧覚え書」から看護と福祉の連関を見直そう！」の出版を予定しています。著書以外にも看護展望や聖泉看護学研究への投稿、学会での発表も含めて研究会の歩みとして報告をしてきました。

　また、研究会では、数年にわたり、ナイチンゲールの軌跡を辿るフィールドワークを計画してきました。しかし、2017年にロンドンでテロ事件があったり、EU離脱問題でイギリスの情勢が変化したりで中止せざるを得ない状況でした。今回は、ナイチンゲール看護講演会に講師としてこられた旭川荘の川北敬子先生の計画に参加することで願いが叶いました。帰国後には、あと2日出発が遅ければ、中止になったと知らされました。安倍晋三首相は2月26日の新型コロナウイルス感染症対策本部会合で「多数の方が集まる全国的なスポーツや文化イベントについて、今後2週間は中止や延期、規模縮小の対応を要請する」と表明したためであり、ロンドンでニュースとして知りました。

　今回、F・ナイチンゲールの軌跡を訪ねて（2020年2月24日から3月1日）のフィールドワークを実現し、クリミア戦争での負傷兵たちへの献身や統計に基づく医療衛生改革で、フローレンス・ナイチンゲールの一般看護師、社会起業家、統計学者、看護教育学者、病院建築家としての才能を発揮した偉業を改めて感じることができました。また、わたしにとって、英国研修をきっかけに看護を見つめなおすことができました。ナイチンゲールに敬意を表すためにもここにまとめました。

文献

1）城ヶ端初子（2018）：実践に生かす看護理論 19，サイホ出版，P10
2）前掲書　1）P10

第1部

フローレンス・ナイチンゲールの軌跡を訪ねて

1. 新型コロナウイルス（以下、COVID-19とする）とは

1）COVID-19の出現

　2020年1月9日、世界保健機関（World Health Organization; WHO）は2019年12月8日に中華人民共和国湖北省武漢市で発生した肺炎の集団発症が新型コロナウイルス（原文では "novel (or new) coronavirus"）によるものであるとする声明を出した。この時点では、同声明を翻訳した日本の厚生労働省検疫所は「新しいコロナウイルス」、「武漢肺炎」（原文は "pneumonia in Wuhan"）と訳している。武漢市から世界各地に感染が拡大（パンデミック）したと考えられている。2月1日、「新型コロナウイルス感染症を指定感染症として定める等の政令」の執行により、法令において「新型コロナウイルス感染症」と定められた。厚生労働省や日本感染症学会もこれに準じている。

　2月11日、WHOは、「COVID-19」と命名した。COVIDとは "corona-virus disease"（コロナウイルス疾患）の略称で、19は最初にウイルスが発見された2019年を表している。英語では "coronavirus disease 2019" または単に "coronavirus disease" とも表記される。日本においては、2020年時点では単に新型コロナウイルス感染症と呼ばれ、感染症法に基づいて強制入院などの措置を取ることができる指定感染症（二類感染症相当）に指定された。新型インフルエンザ等対策特別措置法上も期限付きで新型インフルエンザ等とみなされ、日本国政府が緊急事態宣言を発令できるようになった。

2）COVID-19とは

　病原微生物名を新型コロナウイルス（SARS-CoV-2）、感染症名を新型コロナ感染症（COVID-19）という。感染経路は、ウイルスが付着した手で鼻や目や口を触ることによる接触感染と咳やくしゃみによる飛沫感染がある。感染から潜伏期間（1から14日間）を経た後に、微熱発熱や呼吸器症状、倦怠感が約1週間続くという。症状はさまざまであり、軽度から重症まで多岐にわたり、無症状の人もいる（不顕性感染）。初期の症状は、インフルエンザや風邪に似ている。一般的な症状には、頭痛、嗅覚や味覚の消失、鼻閉および鼻漏、咳、筋肉痛、咽頭痛、発熱、下痢、呼吸困難がある。多くの場合、無症状または風邪様症状を伴う軽症で自然治癒するが、重症では急性呼吸窮迫症候群や敗血症、多臓器不全を伴う。

3）COVID-19の治療

　治療方法は、軽症の場合は経過観察で自然軽快が多い。必要時解熱剤などの対象療法、重症の場合は人工呼吸器等による集中治療が必要である。COVID-19に対する特定の効果的な治療法は存在しない。そのためマネジメントは対症療法、輸液療法、酸素療法、体位管理

などであり、必要に応じて臓器を守るために医薬品や医療機器を使用する。

　COVID-19 のほとんどは軽度であり、その場合の支持療法には、症状緩和（発熱、体の痛み、咳）のためのパラセタモールまたは NSAID などの薬物療法、水分の適切な摂取、休息、および鼻呼吸などがある。適切な衛生管理と健康的な食事も推奨される。ウイルスを持っていると疑われる人は自宅で自主隔離し、マスクを着用することを推奨している。

　より重症の場合は、病院での治療が必要になる。酸素レベルが低い患者にはデキサメタゾンが強く推奨され、死亡リスクを減少させることができる。呼吸支援が必要となれば、非侵襲的換気、そして最終的には人工呼吸器を付けて集中治療室への入室が必要になる場合もある。体外式膜型人工肺（ECMO）は呼吸不全の問題に対処するために使用されることもある。

　予防として、感染管理が主なものとなる。人と接する時には、フェイスマスクを使用する必要があり、さらに社会的距離と手指衛生も必要であるとされている。ワクチンの接種が感染の広がりを抑える方法であることが期待される。

4）ロンドンへ出発（ 2 月24日）

　このように、COVID-19 の感染が確認されるなか、わたしたちは岡山県と関西（伊丹空港）から東京（羽田空港）へ向かい、合流してロンドンのヒースロー空港に向けて出発した。参加者は、社会福祉法人旭川荘に勤務する病棟の看護管理者 6 名と医師 2 名、関西からは、看護教育に携わる 5 名と医学生 1 名の合計 14 名である。そこに岡山から添乗員 1 名が同行している。日程は、2020 年 2 月 24 日（月）から 3 月 1 日（日）で、「F・ナイチンゲールの軌跡を訪ねる」ことが目的であった。行程表を旅行会社のものから、現地の変更に合わせて作成しなおしたのが表 1 である。

　ヒースロー空港に到着すると、マスクを外すようにいわれる。欧州では、マスクをしていると感染していることを表し、「マスク＝重病」という警戒の目で見られるという。また、欧米人は主に「口」で表情を作るので、顔の下半分が見えないと、相手の表情が分からず怖い、不気味だと感じる傾向がある。そのため、「顔の下半分」を隠すのは、相手に対して失礼であり、礼儀に欠けている、というとらえ方をすることが多いらしい。さらに、健康な人がマスク着用による感染リスクが極度に低下するという証拠は不十分というエビデンスがある。また、マスクは感染リスクが小さくなるという「誤った安心感を与える。医療従事者のためにとっておくべきだ」と専門家の解説もある。単純なマスクに対するイメージの違いだけでなく、コミュニケーションで「顔のどこを重視するか」という文化的な違いも影響しているとも思われる。

　アメリカやオランダなどを訪れた際、「けが人の救護をしているわけでもないのになんでマスクを着けているの」、「なぜ街で着けているの」とたびたび不思議そうに聞かれたという

体験を「マスクの品格」[1]として医学博士が出版している。誰もが気にも留めずにつける「マスク」であったが、現在は COVID-19 のため、日本でも一時売り切れが続いた。そのため、布製のものや不織布のマスクも洗濯して使用していた人も多い。現在は世界中でマスクが手放せなくなり、マスクの着用が継続すると思われる。

　英国に到着したのは、時差があるため同日の夕方である。真っすぐホテルに向かい、ホテルに到着するとレストランで夕食を済ませ、翌日からの観光や視察に備えて早めに就寝した。写真は、ホテルの窓からの景色であり、都会の喧騒から離れて、現地の人々の暮らしを身近に感じられるホテルであった。

文献

1）大西一成（2019）：マスクの品格、幻冬舎メディアコンサルティング

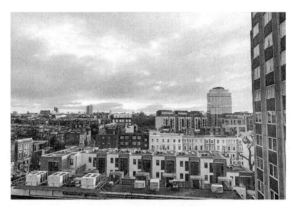

ホテルの窓からの景色

F・ナイチンゲール生誕200年記念
英国研修「F・ナイチンゲールの軌跡を訪ねて」

研修日程2020年2月24日（月）～3月1日（日）7日間

日付	都市名	現地時間	交通機関	スケジュール	食事
2月24日 （月）	伊丹空港 羽田空港 ヒースロー空港	7:05発 8:10着 11:35発 15:25着	全日空986便 全日空211便	伊丹空港集合・搭乗手続き 空路にて羽田へ 到着後、乗り継ぎへ 空路にて、ロンドンへ（所要時間：12時間45分） 到着後、ロンドン市内ホテルへ （ロンドン泊）	朝：× 昼：機内 夕：×
2月25日 （火）	ロンドン	終日	専用バス	ホテルにて朝食 ロンドン観光 ○バッキンガム宮殿 △ウエストミンスター寺院 ☆ナイチンゲール居住跡 ☆慈善病院跡 ○大英博物館 ☆○FRORIS89（ナイチンゲールのバラの香水ホワイトローズの店） ☆○クリミア記念碑（ナイチンゲール像） ○ハロッズ（Harrods） （ロンドン泊）	朝：○ 昼：○ 夕：×
2月26日 （水）	ロンドン	終日	専用バス	ホテルにて朝食 ☆◎ナイチンゲール博物館 視察①　セントトーマス病院（変更にて外観のみ） 　　→セントトーマス病院に勤務する看護師の体験談 ☆△キングス・カレッジ・ロンドン ○ナショナルギャラリー （ロンドン泊）	朝：○ 昼：○ 夕：×
2月27日 （木）	ロンドン 約130km /02:30 ロムジー 約130km /02:30 ロンドン			ホテルにて朝食 ロムジーへ（サウサンプトン近郊） ☆聖マーガレット教会のナイチンゲールの墓 ☆エンブリーパーク（ナイチンゲール冬の家） 昼食 その後、ロンドンへ ○ミュージカル（オペラ座の怪人） （ロンドン泊）	朝：○ 昼：○ 夕：×
2月28日 （金）	ロンドン ロンドン郊外 ウィンザー	午前 午後		ホテルにて朝食 視察②　LANGDONDOWN CENTRE ウィンザーへ ◎ウィンザー城 その後、ロンドンへ 市内レストランにて夕食（最後の晩餐） （ロンドン泊）	朝：○ 昼：BOX 夕：○
2月29日 （土）	ロンドン ヒースロー空港 ヒースロー空港	 16:00着 19:00発	専用バス 全日空212便	ホテルにて朝食 朝食後ロンドン市内へ ロンドン市内自由行動（シャーロックホームズ博物館） ヒースロー空港へ 出国・搭乗手続き 空路にて、羽田空港へ（所要時間：11時間50分） 	朝：○ 昼：× 夕：機内
3月1日 （日）	羽田空港 伊丹空港	15:50着 19:00発 20:20着	全日空39便	到着、入国手続き→乗り継ぎへ 空路にて、伊丹空港へ 解散	朝：機内 昼：機内 夕：×

＊旅行会社による行程表を筆者にて改変　　　　　　　　　　☆ナイチンゲールゆかりの地・○下車観光・◎入場観光

2．ロンドン市内観光（2日目）

　ロンドン2日目である。ロンドンを訪れるのは、わたし自身は5回目になる。今までは、フリーツアーかバックパッカーという自由で身軽、地下鉄やバス（ダブルデッカー）を利用した貧乏旅行であった。しかし、今回は団体用のバスで移動するため、ダブルデッカーや地下鉄に乗ることはなく、タクシーを利用するだけであった。

　現地のガイドさんが、旧型のダブルデッカーを写真に収めてくれた。どこが違うのだろうかと、日本に帰国してから調べてみた。「ダブルデッカー」は、2012月2月から新型モデルの運行が開始され、旧型の「ルートマスター」と呼ばれるバスも現在も走行している。大きな違いは、従来のディーゼルモデルは、新型のバスと比べると走行距離1キロ当たりの二酸化炭素（CO2）排出量が、640グラムに対して1295グラムである。また、新型の内部には2階席へ上る階段が2か所あり（ルートマスターは1か所）、3つのドアから乗降ができるため、バス停での乗り降りがより迅速になっている。

　撮影された写真の「ダブルデッカー」を見てみると、乗車するドアや階段が1か所しかなく、新型との区別はすぐにつく。この後は、バッキンガム宮殿、ウェストミンスター寺院、ナイチンゲール住居跡、慈善病院跡、大英博物館、FRORIS、クリミア戦争記念碑を訪ねる。

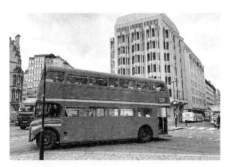

旧型車種「ルートマスター（Route master）」

（1）バッキンガム宮殿（Buckingham Palace）

　エリザベス女王のロンドンでの公式な住まいである。屋上の旗が王室旗の時は、女王が在宮のしるしであり、訪れた日は在宮されていたと思われる。当日は、受勲式が行われるようで、着飾った紳士、淑女が宮殿の入り口で、荷物チェックを受けていた。バッキンガム宮殿と言えば、最も有名なのが衛兵交代である。衛兵交代式は、イギリス内の宮殿の警護にあたっているオールド・ガードが、次に任務を担当するニュー・ガードと交代するセレモニーを指

す。ウィンザー城などでも実施されているが、バッキンガム宮殿の衛兵交代式は、原則的に4〜7月は毎日、それ以外の期間は1日おきに行われている。今回は、時間帯があわずに見ることはできなかったが、「ロンドンの衛兵」と聞いて想像するのは、ふわふわとした黒い帽子に赤いジャケット姿である。この赤い制服姿が見られるのは夏期のみで、冬場や荒天時の衛兵たちはグレーのコートを着用している。今回も真冬のロンドン、グレーのコートであったが、こちらも渋くて素敵である。

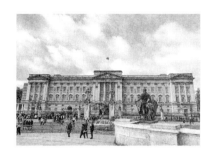

バッキンガム宮殿

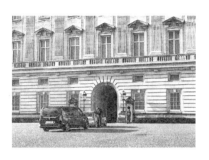

受勲式に向かう人たち

（2）ウェストミンスター寺院（Westminster Abbey）

　1066年以来、歴代の英国国王の戴冠式が執り行われてきたウェストミンスター寺院には、3千人以上の偉大なイギリス人が埋葬されている。国会議事堂（ウェストミンスター宮殿）が隣接し、2つの塔がそびえる英国王室とゆかりの深いゴシック建築の教会である。故ダイアナ妃の国葬もここで行われた。墓地としては既に満杯状態で、新たに埋葬するスペースはもはやなくなっている。ナイチンゲールの偉大な功績は、本来、この寺院で国葬とされる。しかし、本人の希望により聖マーガレット教会の隣に隣接している墓地で眠っている。

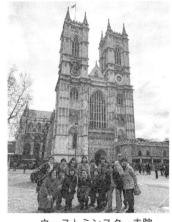

ウェストミンスター寺院

（3）ナイチンゲール住居跡

　イギリスには古い建物をできる限り遺そうとする文化がある。有名人が住んでいた家や歴史的出来事があった場所には、その目印として　ブルー・プラーク（Blue Plaque）と呼ばれる青いプレートが壁に埋め込まれている。直径 48cm の青くて丸いプレートが、ロンドンには公式のもの、非公式のものも含めて、900 以上が設置されている。

　フローレンス・ナイチンゲールの家があったのは、王立公園ハイドパークのすぐ隣のメイフェア地区で、当時も今もロンドン屈指の高級エリアである。現在は画廊、各国大使館、五つ星ホテル等が集中している。そのようなエリアなので、ブルー・プラークも数十メートルに 1 つは発見できる。ナイチンゲールのブルー・プラークがある場所は、かつてナイチンゲールが住んでいた場所で、1865 年から没年の 1910 年まで過ごしたといわれる。

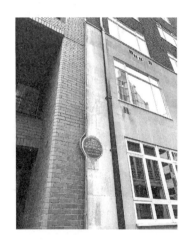
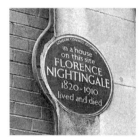

ナイチンゲールのブルー・プラーク

（4）慈善病院跡（ハーレイ街病院跡地に建つクリニック）

　ハーレイ街病院跡地に建つクリニックの外壁に記されている。この病院で 1 年間経験をした後、1854 年 10 月 21 日にナイチンゲールは 24 名の修道女と 14 名の病院看護経験者とともにイスタンブールのスクタリ野戦病院へ出発する。しかし、英軍は諸手を挙げてナイチンゲールの看護団を歓迎したわけではなかった。当時の看護師は、専門知識の必要がない職業と考えられており、人の嫌がる不潔な仕事につくしかなかった、意地悪でがさつな年配の女性というのがそのころ定着していたからである。軍としてもそのような集団に来てもらう理由もなく、医務官が指示を出し、雑役兵が看護をするという、これまでの規律を崩そうとしなかった。

　そこで、ナイチンゲールはどの部署の管轄でもなかったトイレ掃除に目をつけ、それを皮

切りに病院の内部に入り込んでいく。負傷兵の食事の世話や不潔なシーツの洗濯など、医療行為以前の基本問題に取り組むことで、着任当時42%だった負傷兵の死亡率が、3カ月後には5%にまで低下した。ナイチンゲールは、その後にスクタリ病院のスタッフ総責任者に昇進し、看護婦のイメージを根底から覆しただけではなく、重要なのはまず衛生であることを上層部に気づかせることができた。

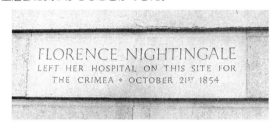

慈善病院跡

（5）大英博物館（The British Museum）

　世界最大級の収蔵品を持つ、世界一有名な博物館である。年間700万人を観光客が訪れるといわれている。しかし、COVID-19の流行の始まりが中国人であり、アジアからの観光客の激減があり、混雑は見られなかった。2020年2月25日当時、世界保健機関（WHO）は、感染が拡大しているCOVID-19について、各国は今後起こり得るパンデミック（世界的流行）への「準備段階」に入るべきだと述べている。「COVID-19」と呼ばれる呼吸器疾患を引き起こす新型コロナウイルスをめぐっては、韓国やイタリア、イランでのアウトブレイクなど、さらなる症例が確認されており、懸念が強まっている頃であった。ロンドンでのCOVID-19の感染者は10名程度であり、大英博物館でもマスクを着用する人は一人もいなかった。

　大英博物館の収蔵品には、大英帝国時代の植民地から持ち込まれたものも多く、その殆どが独立した現在では、文化財保護の観点や宗教的理由から国外持ち出しが到底許可されないような貴重な遺物も少なくない。特にエジプトやギリシャ、ローマの収集品が充実しており、しばしば収蔵品の返還運動も起こされている。このような事情にも絡み、イギリス国内においても「泥棒博物館」や「強盗博物館」などと批判する人は少なくないという。入館料は無料であるが、入口に寄付のボックスが置いてあり、入れた紙幣が見えるようになっている。

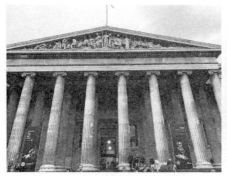

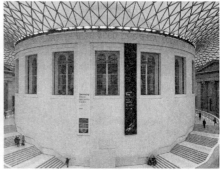

大英博物館外観 モダンな内観

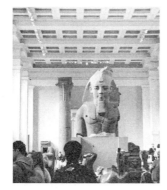

エジプトコーナー（ラムセス2世の胸像）

（6）FRORIS（ナイチンゲールのバラの香水ホワイトローズの店）

　フローリスは280年の伝統を持つ英国王室御用達「香りの最高峰」のフレグランスブランドである。数ある英国王室御用達の香水ブランドの中でも上質な香料伝統的な手法で家族だけで代々に渡り築き上げ、歴代の英国王室からの寵愛を受けている。以前は、手書きの用紙から調合されていたと言い、「手書きの分厚いファイル」も残っている。現在は、コンピューターで計算されて調合されている。

　現在も専属の調香師が二人おり、実際に調香をしてもらうことができた。柑橘系の爽やかな香りは上品な香りであった。奥の小部屋には、ナイチンゲールから送られた直筆のお礼状が厳重に飾られており、ナイチンゲールがつけていたといわれる香水（ホワイトローズ）は上品な香りであり、日本人でも好む香りで、自分へのご褒美として購入して帰国した。

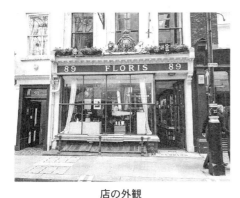

店の外観

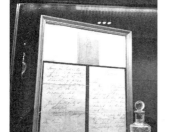

手書きの調香ファイル

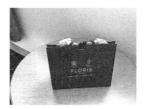

自分へのご褒美に香水を購入

ナイチンゲール直筆のお礼状

（7）クリミア戦争記念碑（ナイチンゲール像）

　トラファルガースクエア（Trafalgar Square）からセントジェームズ宮殿（St. James 's Palace）方面へ向かって西に延びるパル・マル通りの途中にウォータールーブレイスと呼ばれる広場があり、ここにクリミア戦争碑が建っている。パル・マル通り側から見て、中央にクリミア戦争碑が、左側にフローレンス・ナイチンゲール像が、そして、右側にシドニー・ハーバート像が建立されている。クリミア戦争碑は、セヴァストポールの戦い（Siege of Sevastopol）で使用された大砲からとったブロンズで、英国の彫刻家であるジョン・ベルにより制作された。フローレンス・ナイチンゲール像は、英国の彫刻家アーサー・ジョージ・ウォーカーによって制作される。右側に建つブロンズ像のモデルになったのは、初代ハーバート・オブ・リー男爵シドニー・ハーバートだといわれる。

　今回、ナイチンゲールゆかりの地を訪ねたが、ロンドンの中心地にこの像が建っているこ

とにとても感激した。それは、ナイチンゲールの偉大さを示すようである。しかし、観光のために建てられたものではないようで、バスや自動車、自転車がひっきりなしに通っている場所にある。

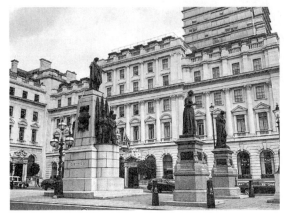

ウォータールーブレイス

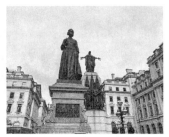

ナイチンゲール像

3．ナイチンゲール博物館とセント・トーマス病院（3日目）

　英国研修の企画時点では、セント・トーマス病院の視察が予定されていた。しかし、COVID-19の感染拡大のため、病院内に入ることができなくなったのは、感染防止の上で仕方のない結果であると思われる。その代わりとして、セント・トーマス病院で現在働いている日本人看護師（写真の中央の二人）から、話を聴くことができた。

（1）セント・トーマス病院
　イギリス、ロンドンの総合病院であるセント・トーマス病院は、テムズ川を挟んで国会議事堂（ビックベン）の対岸にある。ナイチンゲールが世界最初の看護学校を設立したのは、ロケーションにも恵まれたこの場所である。病院玄関には「24時間オープンで、地域の医療に貢献します」の文字があるという。ナイチンゲール病棟は、20～30人の患者を1つの看護単位とした間仕切りなしの200畳の広さをもつ、ワンルームのいわゆる"大部屋"で、病室中央付近にナースステーションが設置され、看護師が効率的に患者ケアを行えるように工夫されている。フローレンス・ナイチンゲールにより提唱されたこの病棟スタイル

は、19世紀後半に世界中の病院建築で採用される。1871年に建てられた英国ロンドンのセント・トーマス病院南病棟は、ナイチンゲール病棟の典型として知られており、100年以上の歴史を誇っていたが、プライバシーを重視する現代社会では時代遅れとの声が高まり、1987年に惜しくも解体されてしまう。現在は、1871年に建てられた南病棟、すなわちナイチンゲール病棟と、1966年に建てられた東病棟、そして1976年に建てられた北病棟の3つが同じ敷地内に建っている。

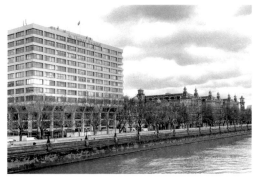

1976年建造13階建て（左）と
1871年建造ナイチンゲール病棟（右）

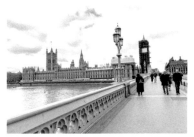

対岸の国会議事堂
時計台ビッグベン（修復中）

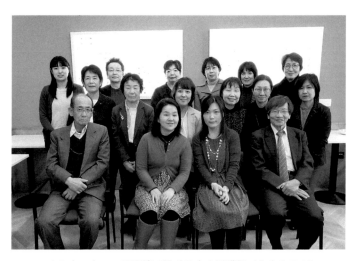

セント・トーマス病院で働く日本人看護師（中央の二人）

（2）フローレンス・ナイチンゲール博物館（Florence Nightingale Museum）

　1860 年に建てられたナイチンゲール看護学校の跡地に作られる。病院に隣接するフローレンス・ナイチンゲール博物館では、ナイチンゲールの生涯をまとめたビデオやジオラマを見ることができる。博愛の精神で行った看護や後身の指導に当たる日々を送る中での執筆活動は、生涯に 150 の本と 12000 通の手紙を書いたといわれる。そして、その手紙の大半が世界各地から看護と衛生に関して送られてきた質問状への回答だったということである。90 歳に亡くなるまで、勉学を惜しまず、自分の知識を世界中に伝え、積極的に社会へ貢献したナイチンゲールの知恵と精神は、今の看護職に受け継いでいかなければと感じる。

　ミュージアムでは、5 月 12 日のナイチンゲールの誕生日を記念したエキシビション（Nightingale in 200 Objects, People & Places）が開催予定（3 月 8 日～）であった。また、ナイチンゲール自身や同時代の人たちの声を聞くことができるほか、クリミア戦争に持参された薬箱や見回り時に使われたランプ、ナイチンゲールが飼っていたペットのふくろう「アテナ」のはく製、体調を崩したナイチンゲールが過ごしていたベッドなども見ることができる。ペットのふくろう「アテナ」は、クリミアに発つ日に死んでしまい、ナイチンゲールはショックで出発を 2 日遅らせたといわれている。

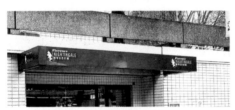
ナイチンゲール博物館入り口

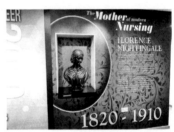
博物館を入ってすぐにある銅像

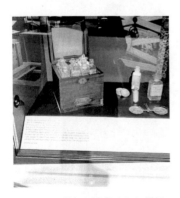
クリミア戦争に持参された薬箱

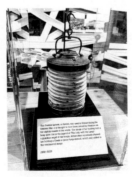
クリミア戦争時、夜の見回りで使用したトルコランプ

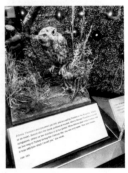
彼女のペットのフクロウ「アテナ」のはく製

　わたしが最も感動したのは、ナイチンゲール看護学校の卒業生がつける校章（バッジ）である。勤務場所では、この校章をつけて働き、看護師の職を離れるときに校章を学校に返還している。返還された校章の一部が展示されていた。実際に変換された校章の多くは聖トーマス病院の旧館中央ホール、ナイチンゲール像の横に展示されている。看護師の名前と卒業年度が示されているらしく、次回の視察で観に行けることに希望をもちたいと思う。

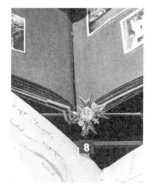

ナイチンゲール看護学校卒業のしるしのバッジ

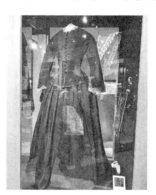

看護服などの実物

（3）ナショナル・ギャラリー（National Gallery）

　1824年に設立された、西洋絵画に特化した世界屈指の美術館である。コレクションは、王室コレクションを母体とした他のヨーロッパの大型美術館とは異なり、市民が市民のためにコレクションを持ち寄る形で形成されたことに特徴がある。イギリス国外で初めて開催される同館の大規模所蔵作品展を日本で行われるため、クリヴェッリの《受胎告知》やゴッホの《ひまわり》などが日本に出展されていた。皮肉なことだが、日本に帰国して、《ひまわり》を観たいと思う。画家のなかで一番好きなゴッホの名作が観ることができ、とても幸せな気分であった。

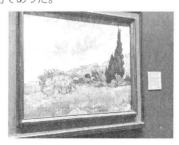

「糸杉のある小麦畑」

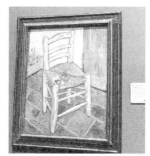

「ファン・ゴッホの椅子」

（4）ハロッズ（Harrods）

　ハロッズ（Harrods）は、ロンドン中心部のナイツブリッジ地区に面するイギリス最大の老舗高級百貨店である。社名は、創業家ハロッドの姓をそのまま付けている。日本でもおなじみの紅茶などの食品や「Harrods Knightsbridge」の文字が入った耐水布のバッグ等のハロッズオリジナルグッズを扱っている。入口では、ハロッズベアが迎えてくれる。木馬などのおもちゃがびっくりするくらいの値段である。その日の夕食は、ハロッズでワインやサラダ等を買って帰り、ホテルで食べた。

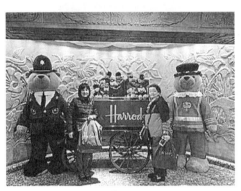
ハロッズの入り口で

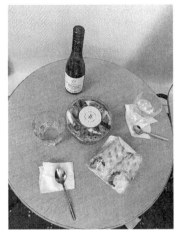
ハロッズで買ったもの（ホテル）

4．ロムジー（サウサンプトン近郊）（4日目）

（1）聖マーガレット教会

　ナイチンゲールは、1910年8月13日にバーンレーンの自宅で静かに息を引き取った（享年90）。死去に当たり、国葬を打診されたが、遺族が辞退する。故人の遺志により、ロンドンの南西に位置するハンプシャー州の聖マーガレット教会に葬られている。12世紀からの歴史のあるその小さな教会の窓辺の1つは、彼女のためのささやかな祭壇であり、"スクタリ‐クロス"と呼ばれる弾丸の十字架が置かれている。それは、クリミアの戦場で拾った銃弾で兵士がつくったものだが、盗難にあって現在のものはレプリカである。また、教会内ではクリミアの兵士が棺を担いで教会まで運ぶ、葬儀の様子を映像で観ることができた。葬儀に村の人たちがたくさん集まっていたのが印象に残っている。

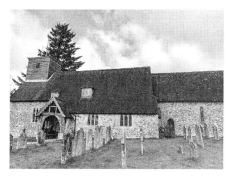

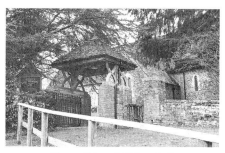

聖マーガレット教会　入口

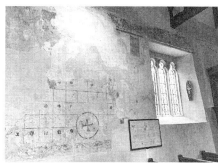

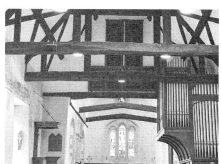

教会のなかの様子（現在も教会として使用されている

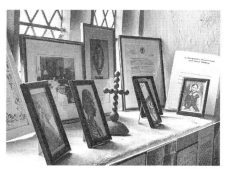

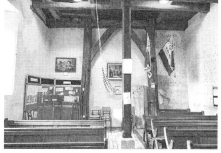

教会内部にあるナイチンゲールの祭壇

（2）ナイチンゲールのお墓

　ナイチンゲールは、1910 年 8 月 13 日静かに永遠の眠りについた。90 年の長い生涯で、最後の年に、女性として最初の有功勲章など、いくつもの栄誉の証が授けられる。この時期のナイチンゲールは、おぼろげな意識のなかで、もうそれらを謝絶することはできなかった

といわれる。聖マーガレット教会墓地には、父、母、それに姉のパースとともに眠る墓石がある。埋葬の日は、彼女を送る人々で溢れかえっていて、ささやかな花束を手にしたごく普通の人々が見送る中、英国陸軍兵士６人の方に身を委ね、彼女は彼女らしく旅立つことができたといわれる。

　墓石には故人の遺志により、「Florence Nightingale」という実名ではなく、ただ「F.N BORN IS MAY 1820.DIED IS AUGUST 1910.」とだけ記されている。わたしたちが、訪れた日は、特に記念日でもない平日の午前中であったが、黄色の花が添えられていた。２月で寒い日でもあり、交通の不便な場所にもかかわらず、このように献花は続くのだろう。わたしたちは、バスで連れて行ってもらったのでスムーズに行くことができた。日本に帰ってから行き方を検索してみたが、個人で行くのは難しい場所だと実感する。天気にも恵まれて尊い経験に感謝したいと思う。

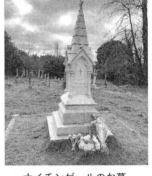

ナイチンゲールのお墓

（3）エンブリーパーク（ナイチンゲール冬の家）

　ナイチンゲール家は、当時の上流階級であり、季節によって屋敷の住み替えをしていた。夏の家とされる「ダービシャーのリーハースト」と、冬の家とされる「ハンプシャーのエンブリー」である。そして、時にはロンドンへ赴き、当時メイフェアにあった高級ホテル、バーリントン・ホテルで過ごしたり、英国王室の避暑地としてヴィクトリア女王も訪れていた英国南部の島、ワイト島の別荘で過ごしたりしていたといわれている。

　ハンプシャーのエンブリーパークは、現在、全寮制の男子だけの小学校であるという。急遽、聖マーガレット教会の牧師さんが、案内していただけることになり、敷地内に入ることができ、外からであるが写真を撮影できた。広い敷地は、想像以上に広く、建物に着くまで車が必要である。新型コロナウイルスの感染が懸念されて、数分の滞在であったが、牧師さんのご厚意でこの場に立てたことは一生の記念になった。

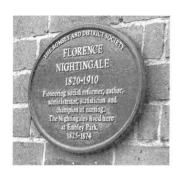

ブルー・プラーク

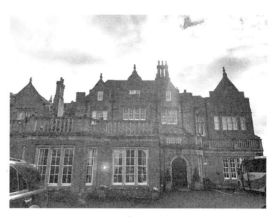

エンブリーパーク

（4）ランチ

　イギリス料理は、「不味い」という印象しかない。以前にイギリスを訪れた時も中華料理やイタリア料理を食べていたくらいである。イギリス料理は、フランス料理やイタリア料理などと比べても種類が少なく、食材や調理法の多様性も貧弱である。このような評価を受けるのは、「野菜は本来の食感がわからなくなるほど茹でる」、「油で食材が黒くなるまで揚げる」、「麺を必要以上にゆでる」などといった食材本来の味や食感を残さないほど加熱する調理法が他国人には好まれないためである。しかも好みに応じて塩や酢などで味付けされることを前提としているため、調理の段階では味付けらしい味付けがされないことも多く、そのことを知らない旅行者は味のない料理に困惑することになる。実際、現在でも高級店を含むイギリスのレストランの多くでは、塩や酢などの調味料がテーブルに並ぶ様子が見られ、客が好みで味付けすることを想定している。

　では、家庭料理はどうなのか。イギリスの人気家庭料理といわれる「シェパーズパイ」は、イギリスの伝統的な家庭料理の一つである。一般的には羊のお肉を使ったパイのことで、マッシュポテトと層にして焼き上げるオーブン料理である。羊肉は玉ねぎやニンニクなどお好みの刻み野菜と一緒に炒めたり煮たりしてソース状にし、耐熱皿に入れる。その上からマッシュポテトをたっぷりのせてオーブンで焼き上げる。中にいれるお肉が牛肉だと、「コテージパイ」といわれる。また、ロースト・ビーフは、パーティやおもてなし料理でも活躍してくれる伝統的な家庭料理として知られている。オーブンで蒸し焼きにするのが基本的な作り方であるが、家庭料理では湯煎で放置したり、フライパンで焼いたりと、簡単なレシピもたくさんある。

ガイドさんの話によるとロースト料理がイギリスの一般的な家庭料理であり、スーパーには、「魚・肉・野菜などをオーブンで焼きあげると仕上がるもの」が多く売られている。だれでも簡単に作れるので、オーブンに入れてシャワーを浴びている間に出来上がっているという。実際にスーパーにいくと、多くのロースト料理が並んでいた。日本のように料理に手間と時間をかけないので楽でよいが、日本人には飽きるだろうと思えた。

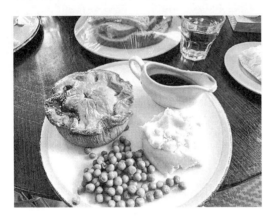

ランチの一部

（5）ミュージカル　オペラ座の怪人（The Phantom of the Opera）

　前日に購入したチケットで、ミュージカル「オペラ座の怪人」を観ることができた。「オペラ座の怪人」は、豪華な衣装や舞台装置に大金をつぎ込むメガミュージカルの先駆けとして、1986年10月9日ロンドンのウエスト・エンドの「ハー・マジェスティーズ劇場」で初演されて以降、ロングランの作品である。その日の座席は、舞台に向かって右側の前列で、主人公のファントムがすぐそばに登場し、歌も間近で聴くことができた。シャンデリアが落下するシーンや湖から怪人とクリスティーヌが登場するシーンなど終始作品の世界に引きこまれて感動を味わった。

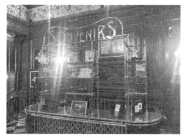

劇場入口

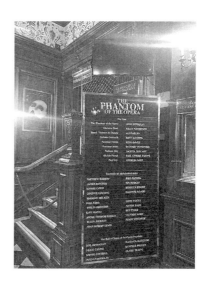

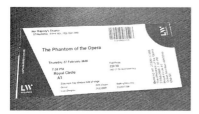

当日のチケット

５．LANGDONDOWN　CENTREとウィンザー城（５日目）

（１）LANGDONDOWN　CENTRE

　５日目には、ダウン症候群の施設である「LANGDONDOWN　CENTRE」の視察を行った。この施設は、「ダウン症候群」の最初の報告者であるイギリス人のジョン・ラングドン・ダウン医師の名前により命名される。「ダウン症候群」は、染色体の突然変異によって起こり、通常21番目の染色体が１本多くなっていることから「21トリソミー」とも呼ばれている。この染色体の突然変異は誰にでも起こり得るが、ダウン症のある子は胎内環境がよくないと流産しやすくなるので、生まれてきた赤ちゃんは淘汰という高いハードル乗り越える強い生命力をもった子だともいわれる。

　ダウン症の特性として、筋肉の緊張度が低く、多くの場合は知的な発達に遅れがある。発達の道筋は通常の場合とほぼ同じか、全体的にゆっくり発達する。このLANGDONDOWN CENTREでは、広大な敷地に畑仕事やグラウンドでの活動等、のびのびと過ごすことができる。心疾患などを伴うことも多いダウン症であるが、医療や療育、教育が進み、最近ではほとんどの人が普通に学校生活や社会生活を送っている。当日、説明をしてくださった館長は、とてもダウン症に詳しく、人生をここの仕事に費やしているように感じた。最後に、館長自身にダウン症の子ども（第３子）をもつ父親だといわれ、とても納得したように思う。

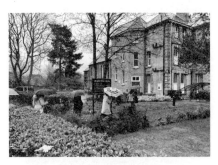 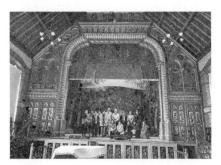

LANGDONDOWN　CENTRE の入り口　　　　現在も使われている劇場（集合写真）

（2）ウィンザー城（Windsor Castle）

　ウィンザー城のあるウィンザーという街は、イングランド南東部にあり、ロンドンの中心部からは西へ電車で 40 ～ 50 分程度で到着する。電車で 1 時間弱と気軽に行ける距離であることも、ウィンザーに多くの観光客が集まる理由の一つのようである。今回はバスで行ったが、最寄りの駅も素敵な感じで、次回は是非、電車で行ってみたいと思う。

　ウィンザー城は今から約 900 年前に築城された古城で、エリザベス女王が週末を過ごす居城として知られている。衛兵交代式なども行われており観光スポットとして有名であるが、その一方で国賓の方を招くための迎賓館として利用されるなど、現在も数多くの公式行事で利用されているお城である。ウィンザー城の内部には、絵画や彫刻、陶器など英国王室が所有する美術品が展示されており、英国王室の世界や歴史、芸術を感じることができた。

　ウィンザー城の中心にある丘にそびえるように立つ砦が、「ラウンド・タワー」と呼ばれ、エリザベス女王の滞在期間中は、城内にそびえる砦「ラウンド・タワー」の頂上に王室の旗が掲げられる（平日などのいないときにはイギリス国旗）。訪れた日は王室旗であり、女王が滞在していたようである。入場の際には、出入国審査かと錯覚するようなセキュリティチェックがある。荷物は X 線検査、入場者自身は金属探知機による検査とボディチェックを受ける。ヒースロー空港のセキュリティチェックの方が甘いのではと思った程である。入場料金は日本円で 3000 円近くと結構高い。しかし、その分広大な城の大部分が公開されており、様々を観て回れる。

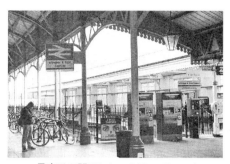

最寄りの駅 Windsor & Eton Central

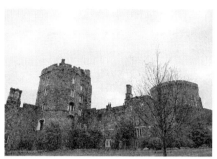

「ラウンド・タワー」には王室旗がはためく

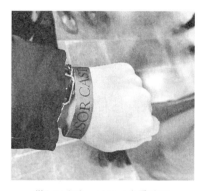

厳しいセキュリティを受けて

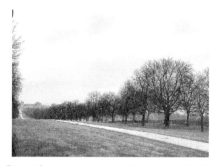

「ロング・ウォーク」から見たウィンザー城
（雨でバスから撮影のためシャッターチャンスつかめず）

（3）最後の晩餐（お疲れ様会）

　ロンドンで食べる料理について今までの経験から、「不味い」と思っていた。しかし、今回はそれほど不味い物にはあたらず、むしろ美味しかったのはガイドさんのチョイスであろうか。ロンドンの食事に変化をもたらしたのはいくつかの理由がある。2020年EUを離脱したイギリスであるが、EUの東方拡大により、2000年頃から中東欧諸国の移民が急激に増えた。彼らがこれまで英国になかったおいしい料理を持ち込んだといわれている。また、インド料理や中華の一種で香港からやってきた広東料理など、旧植民地から持ち込まれた料理が一段とおいしくなったからでもある。冷凍技術や流通の発達で、どこかのセントラルキッチンで作られたおいしい料理がパブチェーンなどで食べられるようになったこともある。

　最後の日の夜は、レストランで研修の参加者全員で食事を取った。メインはロースト・ビーフであった。ロースト・ビーフは、牛肉の塊をオーブンなどで蒸し焼きにしたもので、焼きあがった後は薄くスライスして、グレイビー（ロースト・ビーフを焼く際に出る肉汁で作る

ソース）をかけて食べる。「英国＝ロースト・ビーフ」と思われがちだが、ローストされた
お肉はチキンやラム、それにもちろんポークもあるという。ここでいただいたロースト・ビー
フは、見た目通り柔らかく美味しかった。一緒に飲んだビールと赤ワインは、日本のように
冷えたものではないが、ロースト・ビーフととても相性がよかった。

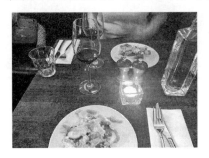 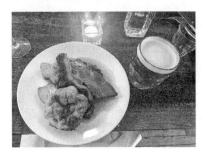

６．シャーロック・ホームズ博物館（最終日）

　最終日は、昼まで自由時間があったので、シャーロック・ホームズ博物館（The Sher-
lock Holmes Museum）に行くことができた。シャーロック・ホームズ博物館は、私営の
博物館で、文学作品に登場する有名な架空のキャラクター、探偵シャーロック・ホームズに
かかわるものを専門に展示している。1990 年にオープンしたものでベーカー街にあり、ウェ
ストミンスター市の許可を得て「221B の番地」を掲げているが、実際は 237 番と 241 番
の間、リージェンツ・パークに近いロンドン中心部のベーカー街の北端の近くに位置してい
る。

　ホームズが住んでいたとされる期間を記した記念のブルー・プラークが建物の外側にある
ことで、実在の人物という考えはさらに強化されていたという。建物の中は、居間や書斎、
寝室などを再現していて、各階を観ながら小説を思い出していた。

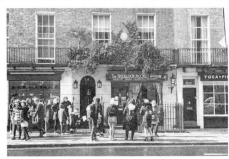 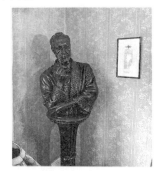

第2部

英国研修の学び

1. ナイチンゲールの看護思想と英国研修

桶河　華代

はじめに

　セント・トーマス病院は、巨大な時計台ビッグベンがある国会議事堂の建物とテムズ川をはさんだ真向かいにある。100年以上の歴史をもち、教育病院として、イギリス医療の第一線を担いつづけるその風格は素晴らしいものである。ここには、1871年に建てられた南病棟、すなわちナイチンゲール病棟と1966年に建てられた東病棟、そして1976年に建てられた北病棟の3つが同じ敷地内に建っている。ナイチンゲール病棟（ナイチンゲールが考案した病院建築）は、『病院覚え書』[1]に図面入りで記されている。病室は間仕切りなしのワンルームで、患者のベッド1つにつき、1つの窓がセットされる。ベッドは病室の左右にそれぞれに15ずつ並んでいる。窓は高い天井まで延びた3層の窓で、一番高い3層目の窓を常時開放しておくことで、病室の換気を行う。また、『病院覚え書』には、患者一人の療養空間として相応しい面積、ベッドの高さやベッドとベッドの間の距離についても、理想的な計算値が述べられている。

　今回、英国研修のなかでもセント・トーマス病院への視察は、メインイベントであった。視察料も想像以上に高額であったがナイチンゲールの看護思想を語るうえで欠かせないものである。しかし、新型コロナウイルスの影響で病院へは立ち入りを禁止された。残念ではあるが、次回への期待を高めることにする。その代替え案としてセント・トーマス病院で働く日本人看護師の話を聴くことができた。

1）看護教育における国際看護の必要性

　セント・トーマス病院で働いている日本人看護師がいると聞いて、「国際看護」を意識した。2009年の看護基礎教育カリキュラム改正において「国際看護学」がクローズアップされるなど、今や看護職にとって国際的視点は欠かせないものとなった。国際看護を「諸外国で保健医療活動を実践すること」ととらえる人もいるかもしれない。代表的なもので、独立行政法人国際協力機構（JICA）は、日本の政府開発援助（ODA）を一元的に行う実施機関として、開発途上国への国際協力を行っている。国際協力は高度な知識・技術を持つ日本の看護職が担える重要な役割である。しかし、「国際看護学」を学ぶ意義はそれだけであろうか。看護職に求められている「国際的視点」とは何か、国際化が進む日本で看護職がなすべきことは何か、あらためて考えてみたい。

　わたしは、語学が堪能でもなく、「国際看護学」を教えているわけではない。しかし、看

護職が日本で質の高い看護を行うには国際的な感覚が不可欠だと考えている。看護の対象は「人間」であるからである。ICN（国際看護師協会）の倫理綱領の前文[2]に以下のように述べられている。

「看護師には 4 つの基本的責任がある。すなわち、健康を増進し、疾病を予防し、健康を回復し、苦痛を緩和することである。看護のニーズはあらゆる人々に普遍的である。

看護には、文化的権利、生存と選択の権利、尊厳を保つ権利、そして敬意のこもった対応を受ける権利などの人権を尊重することが、その本質として備わっている。看護ケアは、年齢、皮膚の色、信条、文化、障害や疾病、ジェンダー、性的指向、国籍、政治、人種、社会的地位を尊重するものであり、これらを理由に制約されるものではない。

看護師は、個人、家族、地域社会にヘルスサービスを提供し、自己が提供するサービスと関連グループが提供するサービスの調整をはかる」

特に「看護ケアは、年齢、皮膚の色、信条、文化、障害や疾病、ジェンダー、性的指向、国籍、政治、人種、社会的地位を尊重する」という点が重要である。看護倫理を守るという観点からも、日本で暮らすすべての人に対する看護を念頭に置いていなければいけないのだと思う。しかし実際には、「看護の対象は日本人」というイメージが強いように思われる。ここは日本だから、日本人だけで暮らしている気になってしまう。わたしが臨床で勤務していた30年以上前からもこのような問題があった。しかし、現在では、訪日外国人が増えたことで、医療通訳士の活躍も目立っている。医療通訳士とは、文化や言語の違いを理解し、日本語の話せない外国人患者が適切な医療サービスを受けられるように、病院や医師とのコミュニケーションをサポートする仕事である。これからの看護職に、「国際看護」の知識が増えることで、異文化への違和感やコミュニケーションの不安は少なくなると思われる。そのようにして、日本から世界を見つめることで、若い世代には国際機関などでの仕事も視野に入れ、グローバルな健康課題に取り組む力を伸ばしていけると期待したい。

2）イギリスで活躍する日本人看護師

海外で活躍する日本人看護師、特にセント・トーマス病院で働いていることはとても興味深いものである。フローレンス・ナイチンゲールによって近代看護の発祥の地イギリスは、その歴史の中で積み上げてきた看護のレベルは、臨床から研究に及んで国際的に見てもとても高いと思われる。しかし、イギリスの看護師事情をみると、慢性的な看護師不足であるという。イギリスは、「全ての国民が医療を病院と家において受けられる」という信念のもと，ナショナル・ヘルス・サービス（National Health Service：以下 NHS と略す）が設立されて 50 年以上が過ぎている。NHS は，イギリスの医療の中心的な機関であり，これまで様々な改革を行ってきた。イギリスは「ゆりかごから墓地まで」という非常に社会福祉制

度の整った国であったが、1980 年以降、その優れた社会保障制度は崩れつつある。

　イギリスにおける看護師不足の現状として、Nursing　Times を参考にした報告 3) には、「看護師が不足する最大の原因は，看護師の所得が低いことにある」という。また、イギリスには看護師の国家資格はなく、その代わりに NMC（＝ The Nursing and Midwifery Council/ 看護・助産審議会）への看護師登録が必要になっている。その登録の内容には、イギリスにおける外国人看護師の実態 4) として、外国人看護師（EU（ヨーロッパ連合）以外の国で看護教育を受けた看護師が登録され、フィリピンからの看護師が急増している。それは、フィリピンの公用語としてフィリピン語と英語（1986 年までスペイン語が公用語であった）が使われているからでもある。インターネットで検索するとイギリスで働く日本人看護師人口は、それほど多いとは言えないまでも、日本人看護師が存在する。では、病院を選ぶ基準はどうなっているのか。そのなかでもセント・トーマス病院を選ぶのは意味があったのだろうか。今回は二人に直接聞くことができた。結果は、ナイチンゲールの関係するセント・トーマス病院で働きたかったわけではないようである。二人とも、履歴書を数件の病院（病棟というのが正しい）に送ってエントリーする。そして、結果的に採用があったのがこの病院（病棟）だったのだという。採用は、病棟単位で行われており、専門性が重視されるようである。では、日本と看護教育の違いはどうなのだろうか。

3）イギリスと日本の看護教育

　イギリスでは 1990 年代以降、看護職をとりまく状況は国家政策による医療保障制度の改革の影響を強く受けて、現在も大きく変化し続けている。イギリスの医療保障制度と看護師との関連として、1946 年に制定された国民保健サービス法（National Health Service Act）に基づき、1948 年から国民保健サービス NHS（National Health Service）により全国民に保健医療サービスが提供されている。NHS ではその費用のほとんどを国税によって運営され、基本的に無料でサービスを受けることができる。　しかし、1980 年代以降 NHS は、低医療費政策によるサービス供給量の不足と質の低下、NHS 組織の巨大化・官僚化、さまざまな政権下で繰り返される制度改革による混乱などにより疲弊化し、危機的状況に陥り、1990 年以降大々的な NHS の改革が行われている。

　イギリスの就業看護師数は 約 40 万人（1998 年）であり、その多くが NHS に雇用されており、約 33 万人が所属している。 その種類は、Practice Nurse という一般医（General Practitioner：GP）に雇われている看護師や District Nurse という在宅患者に対して訪問看護を行う看護師、Health Visitor という住民の健康増進と予防活動を行う看護職（日本でいう 保健師のような職種）などである。イギリスの保健医療システムによる看護職の就労場所は大きく分けて 2 つあり、病院での医療サービスと地域での保健医療サービスの場で

ある。病院は一時的な診療を行なうのみで、その後の継続的な患者のケアは地域での保健医療サービスの場で行なわれており、多くの看護職が地域で活躍しているといえる。

　ここからは、二人のセント・トーマス病院での経験から、イギリスと日本の看護教育についての違いを述べていく。不足点は、インターネットに掲載されているイギリスで働く日本人看護師の記事も参考にしている。そのため、正確性に欠けている部分、最新でない場合もあることを考慮してほしい。まとめたものを表 2 とした。

表 2　イギリスと日本の看護教育

	イギリス	日　本
資格（免許）	・NMC に登録	・国家資格（准看護師免許は都道府県知事により免許が交付される公的資格）
免 許 更 新	・3 年ごとに登録更新	・なし
看 護 教 育	・大学で 3 年間の履修 ・学生時代に専門領域を決める	・専門学校、短大、4 年大で履修 ・学生時代に専門領域は決めない
業　　　務	・日勤が 12 時間以上のことがある ・夜勤明けでも夜勤が入る ・朝に退院が決まり午後に退院もある	・日勤は 8 時間前後 ・夜勤明けは休みが多い ・退院は前日までに決まっていることが多い
残　　　業	・少ない、残業代もしっかり入る	・多め、サービス残業も多い
有 給 休 暇	・ほぼ全て消化できる	・消化できないことも多い
給　　　料	・3,784,597 円（全体平均よりやや上）	・4,673,000 円（全体平均よりやや上）

　＊インターネット情報により日々変更・更新されているため不確かなものもある

（1）看護師免許・更新

　看護師免許・資格において、日本は「国家資格」であり、更新制度もなく、一度取得すれば永久的な免許である。潜在看護師といわれる看護師が、資格を持ちながら医療現場で働いていない人（子育てや介護、転職など、さまざまな理由から看護師の仕事を離れ、そのまま職場復帰していない人）が多く存在する。

　イギリスでは登録制であり、登録には大学で看護教育を 3 年間履修することが必要になっている。登録先は、Nursing and Midwifery Council(NMC/ 看護・助産審議会) という機関である。登録機関に毎年登録料 120 ポンド（2020 年 6 月現在　約 16,000 円）を払う（年々高くなっている）。そして、3 年毎に登録を見直す revalidation(登録の再検証) があり、3 年間で 450 時間を看護師として働いたということを申告する。それに加えて、患者さんからの評価や事例から学んだ内容をまとめたレポートにし、上司の承認のサインをもらってから提出する。

　病院で働いていてもさまざまなトレーニングがあり、毎年あるいは 2 年毎に受講する。実

際に臨床で使っていなければ無効になるので、静脈穿刺（採血）でさえ、毎日やっていたとしても定期的なアップデート・トレーニングを逃すとできなくなる。再登録には病院で半年前後の実習が必要になる。定年を迎え看護師として働くことを辞めるときは、登録を抹消する旨を NMC に報告する。

（2）看護学校に入学する資格と看護教育

　日本の場合、看護学校や大学に入学するには、小中学校の義務教育から高校（高等専門学校含む）を卒業する、あるいは高卒認定試験に合格していることが条件であり、12 年以上の教育を受ける必要がある。一方海外では、イギリスやニュージーランドでは 13 年間、アメリカやフィンランドでは 12 年間の教育を受けることで入学資格を得られる。よって、看護系の学校に入学する資格に大きな違いはない。

　看護教育に関して、日本は、全領域をまんべんなく学ぶ。イギリスの看護教育で特徴的なのは、学生時代に専門領域を選択する。下記のように分かれている。

　　・成人看護（Adult）
　　・小児看護（Child）
　　・精神看護（Mental Health）
　　・学習障害看護（Learning Disability）
　　　　　　（参考：イギリスにおける看護師の教育制度の変遷と看護職の現状）

（3）業務

　前述したようにイギリスの病院は、国民全員の医療費が国民保険で全額まかなわれている。そのため、日帰り手術があたりまえである。例えば虫垂炎の手術、腹腔鏡手術（胆嚢摘出等）、出産でもデイサービスといわれる日帰りである。そのため、食事を間違って食べてきたら、6 時間後に変更してずらすとか、BMI が 40 以上あれば、合併症のリスクが高いため手術はできない。日本人ではこのようなことは、ありえない。また、日本では患者の退院は前日までに決まっていることがほとんどであるが、イギリスでは当日の午前中に決まることがよくある。つまりは、医療費削減のため、ベッドの回転率が高い。

　また、業務の細分化をしている。Nursing Auxiliary(略して NA) は、患者の清拭、食事介助からストマや膀胱カテーテルバックの測量等、主な日常ケアを行う。一定のトレーニングを受けてグレードがあがると、採血や留置針までも行える。ほかにも以下のような業務の細分化をして賃金を節約している。

　　・ポーター：レントゲンなどの患者の移動にはポーターと呼ばれる人達がいる。
　　・クリーナー：掃除をする人

　・ホステス：お茶や食事を配る人
　・クラーク：病棟事務

（4）残業・有給休暇

　残業に関して、日本のサービス残業はあたり前に対して、イギリスでは残業はほとんどなく、あっても必ず請求できる。勤務時間は、12 時間以上と長いが有給休暇 28 ～ 35 日程度は、すべて消化できる。逆に、消化しないと上司から注意されるという。ちなみに病欠は有休から引かれたりしない。外国人ナースが多く、自国に帰るために 3 ～ 4 週間の休みを取得している人もいる。

（5）給料（年収）

　イギリスと日本の平均年収を次に示す。看護師の年収は、全体と比べると日本もイギリスも看護師の年収は全体の平均年収より少し高めである。看護師の年収は日本もイギリスもあまり変わらない、もしくは日本の方が少し高いと言えそうである。
　・イギリスの看護師の平均年収：32,451 ユーロ＝ 3,784,597 円
　・イギリス全体の平均年収：29,009 ユーロ＝3,383,174 円
　　　　　（引用元：The average salary（UK）for 70 different jobs）
　・日本の看護師の平均年収：4,727,000 円
　・日本全体の平均年収：4,673,000 円
　　　　　（引用元：看護師の年収、国税庁）

（6）職場の多国籍化

　イギリス人（イギリスで生まれ育った人／白人以外も含む）の看護師は 2 割程度である。例えば、アフリカ人が 2 割、フィリピン人 2 割、インド / バングラデシュ人が 2 割、他のヨーロッパ人が 1 割、その他が 1 割（日本人等）の場合がある。患者さんも多国籍なので、英語を話せない患者さんに対応できて非常に便利であるが、それゆえのルールもある。それは、勤務中にスタッフ同士が母国語で話すことは基本的に禁止というところもある。

（7）日本の看護師資格で、イギリスで働けるのか。

　NMC の規定によると、EU/EEA 外の外国人がイギリスで看護師登録をするには、イギリスの Level1 の看護師と同等の資格と英語スキルがあることが条件とされる。イギリスにおける Level1 の看護師とは、3 年の看護教育を終え、かつ学士号を取得している看護師のことである。ほかに看護専門学校の場合も働くことができるシステムがある。以下のものは英

31

語スキルの一例である。

　　＊英語スキルは、以下のいずれかで証明できる。

　　・IELTS：オーバーオールスコア７以上、ライティング 6.5 以上、リーディング・リスニ
　　　　　ング・スピーキング７以上

　　・OET：ライティング C＋以上、リーディング・リスニング・スピーキング B 以上

　　・英語で教育・試験された看護資格がある

　　・１年以上の英語圏での実務経験がある

（8）自分の働きたい診療科を自分で選べる

　イギリスでは求人は診療科ごとに出され、面接もだいたい病棟ごとに行われる。面接に受
かって就職できれば、その診療科がなくならない限り（たまに病院統合などでなくなること
があるが）、同じ診療科でずっと働き続けることができるので、自分のやりたい専門分野を
極められる。日本の大きな病院だと、せっかく希望の診療科に配属されたのに、３～５年後
には違う診療科に異動ということがある。

　日本の「専門看護師」（修士号と実務研修５年以上と同等）と同様に専門看護師「Nurse
Specialist」（修士号と実務経験があることが条件）がある。これも医師を雇うより専門看
護師を雇ったほうが安いという理由も含まれる。また、患者にとっても看護師のほうがアク
セスしやすく、病棟の看護師にも臨床にそったアドバイスをしてくれるので連携がスムーズ
である。

　　・糖尿病専門看護師

　　・心不全専門看護師

　　・失禁コントロール専門看護師　等

　ハイレベルな専門看護師になると薬の処方もでき、在宅緩和ケアのための鎮痛剤などに迅
速な対応ができる。救急外来では胸痛トリアージュと呼ばれるものができる。例えば、胸痛
で受診・搬送された患者は専門看護師による診察を速やかに受け、時間が勝負の血栓溶解治
療や緊急アンジオグラフィーまたはステント留置に大きく貢献している。

　また、イギリスには以下のような看護師区分が存在する。

　　・Practice Nurse：一般医（General Practitioner）に雇われている看護師

　　・District Nurse：訪問看護師

　　・Health Visitor：保健師

　　・Nurse Prescriber：処方看護師

　　・Nurse Consultant：相談看護師

　　　　　　　　（参考：イギリスにおける看護師の教育制度の変遷と看護職の現状）

文献

1）Florence Nightingale.（1863/2001）. 小玉加津子，薄井坦子（訳），ナイチンゲール著作集第 2 巻　病院覚え書，226，現代社，東京.

2）公益社団法人日本看護協会訳（2013 年 7 月）ICN 倫理要綱前文

3）志賀晶子、平岡敬子（2003）：イギリスにおける看護師不足の現状、看護学統合研究、4（2）、60-63.

4）前掲書 3）

5）曽根志穂、高井純子、大木秀一、他（2005）イギリスにおける看護師の教育制度の変遷と看護職の現状、石川看護雑誌、3（1）、95-102.

2．看護職として感じたこと・学んだこと

奥田　のり美

英国研修「F・ナイチンゲールの軌跡を訪ねて」は 2020.2.24 6:00 伊丹空港に集合し羽田空港経由でヒースロー空港へと向かった。まさに、この時の日本は「新型コロナウイルス感染者が 100 名を超えている」と毎日報道されている状況だった。この研修に参加する旨を勤務している大学の責任者に伝えたところ、「推奨しない」とはっきり言われ、帰国後は自分の有休を使用し大学への通勤も禁じられた状況の中、イギリスへ出発した。この時、イギリスでの感染者は数十名で、日本より少なかったことが心の拠り所になった。

私達が研修の日程を終えて、日本に帰国してから数日で全世界に特に欧州に新型コロナウイルスが蔓延した。帰国が数日遅かったら感染していた可能性があったに違いない。

イギリスではマスクをするという習慣がないので、ヒースロー空港についたらマスクは外すように言われた。機内では、キャビンアテンダントはマスクを着用し、ゴム手袋を装着していた。イギリス国内は新型コロナウイルスに対しての防御は無かった様に感じたが、ただ、セント・トーマス病院内の見学は中止となった。

イギリスでは夜、パブで楽しむ人が多いと言われているが、実際に狭い空間で、多くの人たちがお酒、食事を楽しんでいた。イギリスの方たちとパブで、食事、お酒をかわしながら、テレビでサッカー観戦もした。今、思えば危険な行為である。

日本では 3 密は禁止、避けてと言われはじめたのは 3 月に入ってからである。研修旅行中では全く意識はしていなかった。この 3 密という考え方はまさにナイチンゲールの看護理

論そのものである。

　3密とは、「換気の悪い密閉空間」「多数が集まる密集場所」「間近で会話や発声をする」である。この3つの条件が揃う場所がクラスター（集団）発生のリスクが高いと厚生労働省から発信されている。

　ナイチンゲールの業績が全世界で認められたのは、クリミア戦争での業績である。戦地の病院でナイチンゲールは、傷病兵の不衛生な療養環境を徹底的に改善し、兵士の身体の清潔、栄養、栄養のある食事の提供などを行った。その結果、兵士の死亡率はナイチンゲールが赴任してからわずか半年足らずで、約40%から約2%へと激減した。このことからナイチンゲールの看護論が「環境論」と言われるゆえんである。

　ナイチンゲールは「看護覚え書」の第1章　換気と保温の中で次のように述べている。「看護の第一原則は、室内の空気を屋外と同じように清浄に保つことである」[1]と。「患者が呼吸する空気を、患者に寒い思いをさせることなく、外の空気と同じだけ清浄に保つ」[2]「換気は常に外気から、それも最も新鮮な空気の入ってくる窓によって行わなければなりません。四方を囲まれた中庭、ことに風の吹き込まない中庭から空気を入れる場合、その空気は広間や廊下と変わらないほど汚れているかもしれないのです。もう一つ、個人の家でも施設でも、私がしばしば目にしてきたことがあります。それは使用されていない部屋のことです。暖炉はしっかりと板で閉ざされ、窓は開かれることがなく、たいていはシャッターも降ろされたままになり、場合によっては家具類なども放置されたりしています。こうした部屋には新鮮な空気や陽光の入ってくる可能性などありません。空気はこの上なくよどみ、かび臭く腐敗しています。そこには天然痘や猩紅熱やジフテリア、その他ありとあらゆる病気の温床となる条件が整っているのです」[3]

　今の私達の生活は、ほとんど窓を開けるとはなく、エアコンディションで過ごしている。汚れた空気に関しては空気清浄器を使い、空気が乾燥すれば加湿器を、湿ったら乾燥器を使う。そして、病院はビルディング化しているために、窓はほとんど開けないのが現状である。

　以前、患者の排泄の援助をしているときに、換気が十分でなく、臭気が部屋、廊下まで達していた時に、学生が「窓を開けていいですか？」と聞いたところ看護師は「エアコンディションがあるから窓は開けなくていい」と答えた。がっくりときたのを今でも覚えている。換気をするという習慣が病院のみならず、普段の日常的生活の中でも無くなってきていると感じた。

　「窓の開け方」に関しては、「窓は上部を開けるべき、下部は好ましくありません。もし上部が開かない窓なら、できるだけ早くそう直すべきでしょう。寝室や病室の換気というのは、窓を一番上まで開けるとか一番下まで引き下ろすとかいうことではありません。まして決まった時間ごとに窓を開けて、あとの時間は閉めておくというようなことをして、患者を

しょっちゅう激しい温度の変化にさらすことでもありません。換気というのは端的に言えば、空気を新鮮に保つことなのです。換気が適切かどうかの判定基準は、朝、寝室や病室から外に出てみることです」4) と述べている。

この頃、電車の中でも、一車両で 2 カ所程度、上部にある窓が 3 ～ 5cm 程度空いている。この感染症が蔓延してなかったら、こういう換気も無かったと思う。電車の窓は開けてはいけないものという変な思いこみがあった。温度、湿度の調整は確かに重要な事だが、それ以上に換気、つまり外の空気を入れる、空気を新鮮に保つということが重要である。

学校に関しては、「大勢の子供たちや若者が同じ寄宿舎で寝泊まりする全寮制の学校ではとりわけ、空気が新鮮かどうかのテストが常に行われなければなりません。もしも、換気されていない部屋で 2 人寝るのが有害だとしたら、同じ環境で 4 人寝るのは倍以上に害があり、6 人で寝るのは 3 倍以上の害があるということなのです。こういうことを心にとめる人は稀です。そして、やれ子供たちが病気になったから、猩紅熱その他の伝染病が校内に発生したからと、学校が子供を家に送り返すようなことはなくなるでしょう。現に、こうしたことによく注意が払われ、小児伝染病などとは縁のない学校もあるのです」。5)

この事は、まさに登校が始まった学校に当てはまる内容だと感じた。マスク着用、手洗の遵守等、大切な事ではあるが、分散登校では同じ教室に何人の生徒たちは入れるのか、エアコンディションに頼らず、空気が流れるようにつまり、しっかりと換気することができるのかなどの工夫が重要だと考える。窓の開け方、換気の仕方等のナイチンゲールの理論は説得力がある。

感染は第 2 章　住居の衛生の中で述べられている。「私たちは、通常「感染」という言葉で呼ばれていることがらを軽視してはなりません。ところが、一般的には、人々がこれを恐れるあまり、かえって感染に関して避けるべきことを行なっている場合も多いのです。かつて天然痘ほど感染力が強いと考えられていた病気はありませんでした。そこで人々は患者を分厚い敷布で覆って、部屋の窓を閉めて盛んに火を炊いたのです。このような養生法では当然、天然痘はひどく「感染力の強い」ものでした。「感染」というものについての一般的な考え方は、患者より自分たち自身の用心の方に気を向けようとするものではないでしょうか？たとえば、あまり患者の側にいないほうが安全だとか、患者の要求にいちいち応えないほうが安全だとか思ってないでしょうか？」6)

「真の看護は感染を恐れません。むしろ防護措置は講じます。清潔さと、窓からの新鮮な空気と、患者への不断の心遣い一心の看護婦が求め必要とする防護措置はたったこれだけなのです」。7)

新型コロナウイルス感染症は未知のウイルスということで、3 月、4 月は何をどうしていいのかわからなかった。しかし、ウイルスの特長がわかってくることで、日常生活をどのよ

うに過ごしたらいいのかやっと考えられるようになった。

　1880年代に書かれた「看護覚え書」の中で、現代に通じることがたくさんありすぎて驚いている。私たち看護職者は学生のときからナイチンゲールはとても身近に感じてきた。今、しっかりしなくてはならないことを発信していくことが大切だと考える。

　今回、英国研修に参加して、ナイチンゲールの業績は、イギリスのメイン通りにあるクリミア記念碑（ナイチンゲール像）、ナイチンゲール博物館等がある。

　ナイチンゲール博物館では、小学校入学前後の子供たちが見学に来ていた。博物館の職員の方が子供たちに紙芝居の様なものを見せながら子供たちにお話をしていた。これらのことからイギリス国民達もナイチンゲールの業績、しいて言えば、看護観を周知していることだと思いたい。

　今、イギリスこそ、ナイチンゲールの看護論を活用し、今の自分たちでできる対策を考えてほしいと思う。看護の視点でこの感染症に対しての対処方法を全世界に向けて発信できたら素晴らしい。

文献

1) ナイチンゲール　　小林章夫他訳：看護覚え書、うぶなす書店、2016、p11

2) 前掲書1) p11

3) 前掲書1) p11

4) 前掲書1) p17

5) 前掲書1) p17

6) 前掲書1) p53

7) 前掲書1) p11

３．Ｆ・ナイチンゲールとの出会い

「ナイチンゲール看護研究会・滋賀」と英国研修からの新たな使命

千田　昌子

「看護覚え書」のはじめに、「この覚え書き書は看護の考え方の法則を述べたものでなくま た手引書でもない。英国の女性であれば誰しもが一生のうちに何回か子供や病人の世話や健 康上の責任を負うものである。この知識は誰もが身に着けておくもので、専門家のみが身に つける医学知識とは区別されるものである。そして、女性のだれもが一生のうちに看護師に ならなくてはならないのであれば、また一人一人の女性が看護いかに看護するかの考えたそ の経験をまとめたものがあればどんなに価値あるものになるであろうか。看護をいかにする か教えようとは思わない。むしろ彼女たちに自ら学んでもらいたいと願っている。そのよう な目的のもとに私はあえてここにいくつかのヒントを述べてみた」[1] と書いてある。そし て、「看護覚え書」は序章につながる。私も看護教育を終えた後に急性期の大きな病棟で勤 務し、臨床で経験を積んだ。その頃は日々業務をこなした記憶が残っている。その後、子供 を育てながら、看護教育に携わり現在に至っている。教育に関わり経験知と看護理論との実 践がやっと捉えられるようになってきている。看護教育に十数年関わり、医療の進歩の中で、 臨床で行われる日々の看護の在り様や看護を推奨することにいくらかの疑問を持つ時期を過 ごす時期を迎えていたのである。その頃友人の勧めで、「ナイチンゲール看護研究会・滋賀」 に足を運び現在のメンバーに出会うことができた。そして、研究会に所属し、約４年余りが 過ぎようとしている。月１回の研究会や年１回の講演会に参加する中、著書も「看護覚え書」 を読み解き、「病院覚え書」の後に「救貧覚え書」と進んでいった。「病院覚え書」は、病院 の構造や医者、看護にあたる者が病める人々を健康にするのは当たり前で、患者中心の医療 は事実できているのだろうかというＦ・ナイチンゲールの問いにディスカッションやワーク を行い、研究会メンバーが教育や臨床の場面から再確認する機会を得ることができているの である。そして、当研究会の軌跡を残すためにも城ケ端初子先生の監修のもとに集録集も完 成しているのである。「病院覚え書」は、当時の病院や病人の環境に目を向け細やかな現象 を捉える視点や医療における管理体制を見つめ問うているのである。これは、現在の医療に 携わるすべての人々に通ずるもので、心身ともに病める人々を一時も見逃さないことを再確 認させられるというよりは、通告しているかのようである。そして、その根源は「看護覚え書」 に称されているもので医療だけでなく公衆衛生や現在の地域包括にもつながるものである。

　Ｆ・ナイチンゲールが生きた世代、クリミア戦争の終結からイギリスへ帰国した頃のイギ リスの状況は、低階級の労働者は著しく不衛生な状態で、国全体は暗黒の時代であった。こ

のような状況に、ナイチンゲールは学問的に公衆衛生学や統計学を学んだ効果を多方面から客観的にとらえ、実践していく行動力はある意味実践家として捉えられるのではないだろうか。その後、セント・トーマス病院に自らの病棟を設立し、ナイチンゲールの看護学校を創設している。この地が看護教育の始まりといわれている。現在は病院のすぐ近くにキングスカレッジが存在している。

　セント・トーマス病院の構造も住居の環境を加味した理想の病棟を構想に入れ、統計学的観念や看護の本質的なもの、人間の自然治癒力を最大限に引き出し、病人と看護者がともに共生できる環境を整えているのは言うまでもない。この偉大な功績を含めたナイチンゲールを身近に感じ看護を学ぶ研究会のメンバーは、看護の教育者や臨床の管理者や修士課程の学生や学部の皆さんや地域包括の現場をフィールドとして看護を展開している人と多種多様のメンバーが属している。月に1回研究会に集まり、城ケ端初子先生の豊富な知識や経験が「看護覚え書」を解説しまたはわかりやすく読み聞かせを受け、現在の臨床場面や看護教育について話し合う機会を得るようになり約4年余りとなる。研究会で培う中、F・ナイチンゲールが生きた証、女性は外で働かない時代今から200年余り前、日陰の身である女性たちを教育する場を設け、看護を裏付ける礎を学び、私は、F・ナイチンゲールの思想に感銘を受け癒しの時間を有することができている次第である。

　当時ヴィクトリア女王の配下で、信仰心の強い彼女が、クリミアで経験した現状から、看護者としての知識や誇りをもち、20代〜40代一人の女性として、一般的な女性子育ての役割とは別の道を選択し、看護に当たる人々に正確で敏速なそして綿密な観察者であることを強く論じていることなどを研究会メンバーで考え話し合い、看護専門職として、観察することの重要性を共有する時間は、自分自身が歩む看護の原点を再確認される時間である。すなわち、私にとって臨床で行われる現象に看護の本質である理論の活用が置き去りにされていることに疑問を思い、学生の看護の在り様をどのように理論を用いどのように学生に落としていくか困惑することがあった。看護教育の道を歩んできた自分自身が、私の心のよりどころとなり癒されることとなっていったことを記憶している。

　医療は日進月歩といわれ、医療に対する考えは、最新医療ITの導入や専門性の高い医療の提供による短期入院を目指すあまりに、看護も専門性に特化した医療チーム編成が行われ目まぐるしく変化している。そして、多種多様の人々に看護の提供をしなければならいのが臨床の現場である。臨床側は当たり前の風景であっても、実習を学びに行く学生の多くはリアリティショックを受ける。特に知識はあるが、患者様の傍へなかなか行けず戸惑う学生や一時的なパニック障害となる学生に出会うこともしばしばである。看護を教授する者としてのあるべき姿に自問自答させられ講義だけで成り立たない演習や実習を必要とする看護教育に憤りさえ覚えさせられる。そんな頃に出合った本がある。心理学を学んでいた私は、この

本に導かれたのかもしれないと考える。それは、現象学との出合いに、病床のリアリティの
ある描写に驚き、早坂泰次郎氏の訳された　ヴァン・デン・ベルク「病床の心理学」、「現象
学への招待」など現象学の書であった。「病床の心理学」の一部を紹介する。

　「階下から、台所仕事のいろいろな音が寝室に飛び込んでくる。子どもたちが「ごはんで
すよ」と呼ばれている。子どもたちのあわただしい大声が聞こえるが、それは彼らがすぐに
学校に出かけなければならないとのしるしである。ハンカチやカバンをそろえなければなら
ないのだ。せわしげな幼い足が階段を上り降りする。そうした物音が、なんと親しみ深く、
また同時になんと不思議に感じられることだろう。いま耳にしていることは、私の日々の生
き方の始まりなのだ。ただ違うのは、私はいまそこでなんらかの働きももっていないことな
のだ。ある点では、私は依然階下で起こっていることのなかに完全に住みついている。私は
聞こえてくる音にかかわりをもっている。しかし、同時にすべてのことが私のかたわらを通
り過ぎていき、すべてのことが私からは非常に遠くに離れたところで起こっている」[2] と
いう、病気であることの意味を描写した報告がされている。

　何気ない日常の中で起こる事柄であるからこそ、その空間に病床に伏せる方の心理をリア
ルにとらえ表現している文章に驚かされ、患者の気持ちがとても伝わり、現象学によって、
「観察」した描写のすごさと目に映るような記述内容は、人の心理のありようにまるで小説
を読んでいるかのように感じたのである。また、ヴァン・デン・ベルクは、「現象学への招待」
の中で、19 世紀の中ごろにナイチンゲールの出現について「看護の在り様が、すさんだ暗
黒の看護が、変化し奉仕的で優れたナースがたくさんいたこと。特に教会附属の慈善病院で
働くクリスチャンの人々に目を向けて称賛している」。[3] そして、「彼女は、患者の世界を
こまごまと描写していきます。現実主義者の本であるということができましょう」[4] と述
べている。ヴァン・デン・ベルクは、精神病理学の医者であり、ヴァン・デン・ベルクの眼
点は医師にとって医療とは何か、いわゆる医学の進歩とは、人間にとって一体何かという原
点にきびしく向けられていくのである。この方向性は、医療に通ずる誰しもが意識すべきこ
とであり倫理として求められるものであると考える。

　F・ナイチンゲールの著書から、約 100 年後に書かれたこの本は、哲学や心理学そして医
学を含めて述べている。そして、「現象学への招待」を翻訳した早坂氏は、「この病床の心理
学をこれは「専門書」ではなく、ナースのために執筆された本であるが、そこには、小さな
ものへの関心と配慮、滅び行くものへの慈しみが脈打っているのがはっきりと感じられる」[5]
と伝えている。私はこのヴァン・デン・ベルクの考えは、「看護覚え書」をはじめ、様々な
現象を如何に見るのか。また相手との対峙に、現象学の人間科学的展開、生活世界の現象、
事象を見るということに看護現場との近しさを覚えたのも大きく影響しているように考え
る。

ここでもう一度、F・ナイチンゲールの「看護覚え書」を思い起すと、一般向け女性向け、看護師向け、または労働者向けと三種類にかき分けてよい実践されることを願っただけでなく、良いケアを提供するには、いくつかの訓練が必要であること。訓練された看護師がよい仕事をするには組織的管理的条件が重要であること。さらに、人々の生活の場に出向いて個別的なケアを提供するには何が必要なのか。実態を調査し具体化することの制度まで論述し、多くの著作をまとめたのは言うまでもない。まさしく、看護プロセスを展開し、改善していくすべは現在の看護そのものである。特に第13章の病人の観察 [6] は、看護教育の基本を示すものである。患者の主訴に耳を傾け情報を収集し観察すること。あらゆる情報を一目にして、3つの目、鳥の目・魚の目・蟻の目で観察し、主観的・客観的に現象をとらえること。特に高齢者の場合は生活史を加味した現在の状況を判断し、総合的に査定することである [7]。そして、看護実践につなげていくもので、実際にケアにあたる看護は常に評価につながるものでそこには個別性への援助に変化すべきものである。この文面は、現在の臨床に脈々と受け継がれているフィジカルイグザミネーション及びフィジカルアセスメントである。目の前にいる病める人々また健康な人をどのように捉えるのかまたどう値するかを判断する手がかりで、観察することの重要性を詠うものに過ぎないのである。最近、看護学教育にリフレクションやケアリングといった単元を取り入れ、看護の在り様に理論家を用いて学修する講義を聴講した。学生は、課題レポートという形にとらわれ、看護実践のない学生に伝授することは難しいと考える。そして、看護教育は、教授者のあらゆる経験知を含めた講義や実習からの学びこそが大きな役割であることを再認識したのである。

　早坂氏はこの著書で、「現象学はひとつの方法で態度と呼んでもよいだろう。この方法は科学における新しい観察の仕方である。しかし、それが新しいのはたとえば心理学の分野においてなのであって、日常生活ではそれは決して新しいものではない。それどころか、現象学者は、人が日常生活の場面を観察しているままのやり方で観察しようとするのである。現象学者は対象（物体）やからだや、自分のまわりの人々や時間などに関する日常的観察に、ゆるぎない信念を抱いている」 [8] とも述べている。

　この意味合いを考えてみると、F・ナイチンゲールの看護にかかわる「看護覚え書」をはじめ数々の著作に通じているのではないかと考える。ここに改めて研究会で学ぶうちに「看護覚え書」の病人の看護は、医学博士リチャード・クウエイン准男爵の論文内科学辞典からの転載されたものなどを知ることなど、あらゆる分野の知識を宝庫とした生涯にわたり、数々の著書を書き上げたF・ナイチンゲールに感銘をうけたのを憶えている。そして、いっそうF・ナイチンゲールの看護に関する考えを示す書物に興味を持ち少しでも心情に共感したいと考えたのである。多分それは実践と教育の経験知が融合しつつある自分が存在しているからだと想うのである。

　その後も「看護覚え書」をはじめ「病院覚え書」などを読んでいくと、当時の看護場面と現在の看護場面や現象に対応する看護師の想いや考えの変化は見られないこと。臨床の現場の環境の違いすなわち看護者一人一人が病に向き合う人々自然治癒力をいかに引き出すことが重要であることを再認識せざるを得ない自分がいたのである。この偉大な先駆者 F・ナイチンゲールの生きた時代や環境をより身近に感じ、知りたいと考えるようになったのである。そして、自分もロンドンという土地の雰囲気を味わいたいと深く関心を覚えたその頃に、滋賀で研究会の開催したナイチンゲール看護講演会があった。それは、一昨年の初夏のころ岡山の川北敬子先生の講演に出会い、ナイチンゲールの生い立ちやセント・トーマス病院や F・ナイチンゲールの博物館など聴講する機会に出会えることができた。特に、F・ナイチンゲールが横たわる人々の自然治癒力を促すための香水を作ることを依頼し、アロマとして活用したロンドンのフローリスにある香水（バラのかおり）にめぐり合うことができた。この香りは、甘く優しい香りで私の臭覚を刺激し、アロマ療法をイメージした。当時のクリミア戦争で病床に伏せる人の治癒力高めようとした看護に驚いたことを鮮明に憶えている。そして、是非、F・ナイチンゲールの足跡を研究会のメンバーとロンドンを辿りたいと考え、英国研修に参加しようと決意したのである。このきっかけは、看護職である人の心を揺さぶる、視覚・聴覚・そして臭覚が基本であることを再確認させられた瞬間でもあったように思い出すのである。

　英国研修の概要は、F・ナイチンゲールの軌跡を訪ね自己の看護観を構築することであった。研修内容も F・ナイチンゲールゆかりの地住居跡晩年の冬の家、聖マーガレット教会と墓参、クリミア記念碑、ナイチンゲール博物館、ダウンセンターミュージアムを行程としたものであった。その他セント・トーマス病院の視察なども加えられた。この研修のプログラムの内容に、本研究会や岡山の旭川荘から約十数名のメンバーが参加の意思を表示された。このメンバー職種は、医師や看護師、教員と多様な参加者で中には 2 度目の参加者もいたのである。しかし、ここまでには、2 年越しの計画となり、英国研修計画は、現地との調整には多くのご尽力やご配慮をいただいた川北先生や本研究会代表の城ケ端初子先生、そして、事務局代表の桶河華代先生に心より感謝を表したいと思うのである。ロンドン研修は、F・ナイチンゲール生誕 200 年と記念すべき年と重なり、2020 年 2 月下旬の計画が決定された。

　2 年越しの研修となり心浮き上がるときであるにもかかわらず、時期的に新型コロナウイルスの猛威が忍びよる時期であった。医療者の視点から感染予防策や健康管理を意識せざるを得ない約 1 週間のロンドン研修が始まったのである。

　この頃の日本は、マスク着用や手洗いを強く宣言されていたが、この頃のロンドンヒースロー空港は、まだコロナウイルスの感染は見られない状況にあり無事に研修に来ることができたことに感謝した。事前にマスクの着用は、習慣の違いからマスクは外すように伝えられていた。マスクを着用した人の姿など誰もいなかったのは事実である。欧州は、マスクは病

を持つものがつけるものと言われているもので予防的なマスクの着用の習慣のないイギリス
であることを再確認し、研修のメンバーは直ちにマスクを外したのである。同じ地球でも西
と東のアジア圏を離れた環境や習慣の違いになぜか心驚かされる自分がいたのである。

　滞在地は、空港から約40分余りのホテルに宿泊した。研修中BBCニュースから流れる
コロナ感染の日本の状況は、日毎に大きく取り上げられる始末に帰国することの不安もいさ
さか感じつつ自己の健康管理については、誰もが敏感に行動をしていた。これもこの研修の
意味合いが、無意識の中に含まれていたのかもしれない。ヨーロッパもイタリアやスペイン
そしてフランスに少しずつ感染域が拡大する中、無事に研修を終えることができたのも、ひ
とえに参加者の皆さんや主催者のサポートによるものであると改めて感謝したいと思う。

　この英国研修で印象深く残ったもの、新たな学び、また自分の現在の看護に対する考えに
刺激されたものを紹介する。まず、初日にロンドン市内のビルの合間に英国メイフェアのブ
ルー・プラークを見たときである。そこにはF・ナイチンゲールが1820～1910生きてい
たこと住んでいた事実を証することが刻まれたプラークを目にした時である。実際に存在し
た人物の証であることを再認識することができ思わず胸の高まりを感じたのである。

　研修4日目は朝からあいにくの雨であった。ロンドンから約3時間余り離れたハンプ
シャー州ロムジーにある聖マーガレット教会を訪れたことだ。F・ナイチンゲールの故人の
遺志によりこの教会に埋葬されたようだ。その敷地内にあるF・ナイチンゲールのお墓を訪
れた頃には、すっかり雨雲はなくなり、晴れ間が見えてきたのである。2月の気温は日本よ
り低いが、研ぎ澄まされた空気の中にひっそりと墓標が目に飛び込んできたである。また、
神父様のご厚意で、現在は学校の敷地となったエンブリーパーク冬の家を訪れることができ
たことである。聖マーガレット教会の敷地内にあるF・ナイチンゲールの墓は、墓地の中央
にやや大きな白い墓標があり、F・Nとだけ刻まれたもので目立たないものであった。偉大
な看護の基盤を築き上げ、今も名声の高いF・ナイチンゲールには不釣り合いのように感じ
たのである。この疑問に後で、本人の希望で目立たないようにと配慮されたものと説明を受
けた。改めて生涯献身的な女性、常に何事にも真摯に受け止め、女性として誇りを持つF・
ナイチンゲールを心より称賛したいと思ったのである。周りには村人のお墓も存在し、村人
とともに眠るかのような墓に、花が供えられていた。偉大なF・ナイチンゲールを訪ねる人
は、今も絶えることなく此処へ足を運ぶのだと改めて思い、私たちも墓前に献花したのであ
る。緑と新鮮な空気に包まれた敷地内に200年の時を安らかに眠る墓標に思わず手を合わ
せ、このひと時の出合いに胸が熱くなったのである。その後、神父に聖マーガレット教会の
中へ案内していただいた。聖マーガレット教会は、針葉樹の木に囲まれ、敷地内に眠る人々
を見守り、時には小さな村の人々の祈りの場、村の集会場と言った感じである。古びた壁は、
白く貝ガラを練りこんだ土壁で、屋根は木をなめしたもので、周りの緑と調和したたたずま

いを見せていた。教会の中は薄暗く、正面にステンドグラスがあった。明り取りの小窓がいくつかあり、そこにはF・ナイチンゲールの埋葬時の新聞のスナップ写真があった。その写真の中にクリミア戦争で世話になった当時の兵士が駆け付けた姿とともに映っていた。数枚の肖像画をはじめ、晩年伏せることが多かった姿、当時、実際の壁に掲げてあったパネル「It is be not afraid」という貴重な品々を目にしたのである。この言葉の意味を私は、「何事も恐れず・気遣うこと」と捉えようと考えたのである。なぜなら、看護だけにとどまらず、あらゆる現象に全霊をもってとらえること。またあらゆる人々に真摯に向き合うことという意味合いがあると考え、看護の焦点であるといわれるケア・ケアリングに通ずる言語でもあるとも考えたのである。この言葉の意味を考えることや受け入れることができたのも帰国後に、研修のリフレクションをしてみようという機会を得ることができ、気付き学ぶことができると考えるのである。「It is be not afraid」とともに看護を学び自分の看護観を深め、新たなる考えが心に刻まれたのである。F・ナイチンゲールの心情に少し触れることができた喜びとこの刺激を今後の課題として、私の看護に関わる人生の中で、大切にしていきたいと考えている。その後、訪れたエンブリーパーク冬の家は、入口から車で数分、今は学校の敷地と変わり、予定では敷地外からの見学であったが、神父の調整で敷地内へ入ることができたのである。建物は当時そのままの形で残っていた。重厚な建物は現在も存在している。それよりも広大な敷地に驚いてしまったのである。ナイチンゲール一族の裕福な栄光を感じせざるを得ない恵まれた環境と風景であった。

　その他、F・ナイチンゲールが設立したセント・トーマス病院はロンドン市内の中心を流れるテムズ川のビッグベンの反対側にそびえ立ち、ナイチンゲール病棟（旧病院）当時のまま残存し、現在は成人一般病棟で活用しているそうだ。今回は、時期的に病院内の見学はできなかった。しかし、病院に勤務している日本人と懇談ができた。プレゼンテーションで小児病棟に所属する看護師の話や病棟の様子として、1日のプログラムやユニフォームで看護師の階級を示すなど病院の特徴や病院近くにあるキングスカレッジの状況などを聞くことができた。また、病院の経営面でアンバサダーに英国のウイリアム王子であることやチャリティー支援が盛んであることは印象深く聞き入った。病院内の敷地にはナイチンゲールの博物館があった。玄関を入るとF・ナイチンゲールの胸像があり、博物館の中は、彼女の生涯が一目にしてわかり、功績や彼女にまつわる品々やパネルが整理されていた。中でもペットのふくろうやバラの花に囲まれた姉との写真、使用していた薬箱や実際のランプそして、病院の設計図など依然講演等で伺っていたものが、所せまく展示されていた。この日は、ちょうど小学校低学年くらいの子供たちも見学に訪れており、博物館内でパフォーマンスが行われていた。歴史に残る偉大なF・ナイチンゲールの話を行儀よく聞く姿など教育の一場面に遭遇した。幼少から博物館に訪れ本物の展示を知る環境にいささか嫉妬を憶えた私である。

F・ナイチンゲール博物館は、時間のたつのも忘れ見入っていたのである。

　ロンドンの研修が無事に終了し日本に帰国した頃は、新型コロナウイルスは、全世界に猛威を振るい始めていた。もちろん渡航後ということで自宅待機を通達された私であったが、研修に参加することができたこと。メンバー全員も無事に帰国できその後も感染はなかったこと。これは、今でもF・ナイチンゲールに守られたと信じている。その後約2か月余りの緊急事態宣言を含む発令にまだコロナは渦を巻いている。この研修後、目に見えないそして、得体のしれないコロナウイルスに、「F・ナイチンゲールはどう思うだろう？どう行動するだろう？」と考えてしまう。いやいや今を生きる私たちが何をすべきか。そして、看護にあたる私たちの使命に目を向け、看護を実践することである。この負のスパイラルを打破しなければならないと新たな決意が「It is be not afraid」の言葉の意味を胸に刻んでいきたいと大いに考える。看護をいかに発信し継続し看護を学ぶ学生に伝授していくのか、看護でおこる現象学をどのように捉えるのか。私自身、まだまだ看護を学び、深め継続せざるを得ない立場にいる時期なのかと考えるのである。まさしく自問自答の日々が続いていくのである。

　昨年から研究会も言うまでもなくコロナウイルスの影響で休会している。また、研究会の皆さんと語り合いたいものである。最後に、この執筆の機会をいただいたことを心から感謝いたします。

文献

1) フローレンス・ナイチンゲール　薄井坦子他訳：看護覚え書　看護であること看護でないこと 改訳第7版、現代社、2011、P1-2

2) ヴァン・デン・ベルク　早坂奏次郎他訳：病床の心理学、現代社、1992、P 6-7

3) ヴァン・デン・ベルク　早坂奏次郎訳：現象学への招待、川島書店、1999、P101-102

4) 前掲書3) P115

5) 前掲書3) P115

6) 前掲書1) P178-212

7) 北川公子：系統看護学講座専門分野II　老年看護学　株式会社医学書院、2018、P8

8) ヴァン・デン・ベルク　早坂奏次郎訳：病床の心理学、早坂奏次郎：看護と人間ヴァン・デン・ベルクに寄せて、現代社、1992、P129

第 3 部

ナイチンゲールの看護思想から
影響を受けたこと

1．ナイチンゲールの看護思想から看護の経験を振り返る

桶河　華代

はじめに

　わたしとナイチンゲールの看護思想との出会いは、看護学生の時である。その時のわたしは、ナイチンゲールの看護思想を頭では理解したものの、「看護とは何か」、「看護師とはどのような仕事をするのか」等、まったく考えていなかった。その理由は、わたし自身が看護師を「白衣の天使」と憧れたわけでもなく、入院した経験もない。大学に行きたいけど、どの学部がよいのかもわからず、かといって就職するのは嫌だと思って進学したからである。

　看護の道に進んだのは、高校3年生の同じクラスに看護師を目指す人が数人いて、比較的仲良しだったこともあり、とても影響を受けた。時代の流れもあり、手に職をつけ、一度退職しても仕事があるだとうと安易に考えていた。しかし、その時の自分の決断を今、振り返ると、自分を褒めてあげたいと思う。そうでなければ、ナイチンゲールの看護思想に出会うこともなく、今の仕事に就いていない。

　そこで、今回、英国研修に行くことができ、ナイチンゲールの看護思想から看護の経験を振り返ってみたい。

1）無我夢中の看護学校時代

　当時、看護系の大学は関西にはなく、看護専門学校か短期大学に進むしか道はなかったと記憶している。看護婦の国家試験受験資格が取得できた看護系の大学は、1971年にわずか6校で、1991年でも国・公・私立合わせて11校であった。ところが、1992年に、「看護師等の人材確保の推進に関する法律」が施行され、それ以降、看護系大学は増加の一途をたどり、2020年5月現在では287校（一般社団法人　日本看護系大学協議会登録数）になっている。わたしが卒業した看護専門学校も2018年4月に開設を予定している関西医科大学の看護学部へ発展的に継承されるとのことで、2021年3月31日をもって閉校する。

　入学した大学病院附属看護専門学校は、医学部もあり、看護教育、臨地実習共に恵まれた環境であった。看護専門分野の講義は、臨床の医師や看護師から教授され、臨地実習では多くの先輩がいて、卒業後に一緒に働くことを想定されていたからか、厳しい中にも優しさを感じる指導であった。当時はナースキャップがあたりまえで、ナイチンゲールの誕生日に戴帽式も行われていた。現在は感染のリスクからナースキャップの存在が減り、看護学校、看護系大学でも戴帽式が行われている学校の方が少ない。

　戴帽式では、ナイチンゲール像から灯リを受け取り、ナースキャップを受けとる。その時

の感動は何十年たった今でも忘れないでいる。そのキャンドルの明かりの中でナイチンゲール誓詞（Nightingale Pledge）を唱えた。その後、2年生の9月から3年生12月まで臨地実習があった。今のように帰校日（学内日）はなく、附属の病院に月曜日から金曜日まで4週間同じ科の実習をしていた。今と比べて過酷な実習体制であったが、看護師一人の教育に今よりも多くのお金をかけてもらったのだと痛感している。

　ナイチンゲールは、『看護婦の訓練と病人の看護』のなかで「訓練とは、何がなされねばならないかだけでなく、どのようになすべきかをも教えることである。内科医または外科医は何がなされないかを指示する。訓練ではその指示に従って実施する方法を看護師に教えなければならない。またそればかりでなく、≪なぜ≫あのことでなくこのことがなされるのかを教えなければならない。同様に、諸症状について、また諸症状が疾病や病変の何を表しているのか、またそのような症状の「因果関係」についても教えなければならない」[1]と述べられている。また、看護婦にとって良い訓練のための学校の要件として、「少なくとも一年間の実施の技術的な訓練を病院の病棟のなかで、訓練することの訓練を受けた婦長（日本の現在では看護師長だと思われる）のもとで受ける。またできるならば、二年目により進んだ理論的な講義とともに、病棟看護師としての訓練が望ましい」[2]ともいわれる。

　わたしが受けた看護教育を振り返ってみると「看護婦にとってよい訓練のための学校」の要件にあてはまる。当時の病棟実習では、看護師は医師の指示のもと、診療の補助業務を遂行し、看護学生として、看護師の見守りのもとに看護技術を実践した。1日の始まりは環境整備であり、シーツ交換やごみ捨てをしながら、窓を開けて換気を行っていた。その後は、検査の介助や機能訓練、医師の回診の介助、中材（中央材料室）への物品の返却や受け取り、手術前後の看護に至るまで、看護学生として携わった。実習場所は、内科、外科だけでなく、小児科、産婦人科、放射線科、手術室、精神科、皮膚科等の全病棟や外来看護、保健所と多岐にわたっており、期間もそれぞれに長い実習であった。当時になかった科目といえば、「在宅看護」である。時代の流れとともに在宅看護に従事する看護師を育成のため、1994年「少子高齢社会看護問題検討会報告産業文化研究書」に基づき、看護師養成課程に「在宅看護論」が新設されている。

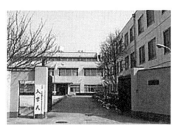

当時、旭区高殿にあった校舎

2）大学病院で看護師としてスタート

　わたしが就職した年は、年号が「平成」に変わった年である。平成元年は、前年の昭和63年から引き続き竹下登内閣が続いたが、宇野宗佑内閣に変わり、その後、海部俊樹内閣となった。消費税がスタート（当時は基本的に3％）した年である。当時の看護師国家試験合格発表は、4月29日に新聞で行われたので、4月1日就職時は「看護師」ではなく、「看護助手」として就職を迎えた。5月から看護師としての採用になるのである。同じ年に卒業した学生の合格率は100％（第1看護学科（3年課程・全日制）と第2看護学科（2年課程・進学課程：准看護師の有資格者が看護師にステップアップするためのコース）で約120人）であった。配属先は、「脳外科病棟」で、看護師長（当時は婦長さんと呼んでいた）は、病棟の管理、特にベッドコントロールを行っていた。その看護師長が「褥瘡を作らない」というポリシーがあり、休日を含めて毎日のように清潔ケアを行っていた。その当時は、褥瘡は乾燥させることがよいとされ、ドライヤーをあててケアをしていた記憶が未だに残っている。大学病院は新卒の医師の教育の場でもあり、治療に関する医療は医師が行い、看護師はケアに集中できたと思われる。そのため、清潔ケアが毎日きめ細かくでき、褥瘡もなく経過できていた。

　看護師の先輩たちは、新人医師に対しても指示の確認をするなど、新人看護師同様に教育していた。リーダーをする先輩の姿は、知識と技術をもち、わたしの目にはとても格好よく映っていた。ナイチンゲールは、「病人の看護と健康を守る看護」において、「医師は生命力を補うために指示を出すが、その力を実際に補うのは看護師なのである」[3] と言われる。そして、「訓練を受けることによって看護師は、医師の指示や権威に対して卑屈に従うのではなく、忠実であるべきことを学ぶ。指示に対する真の忠実とは、自主的で熱意ある責任感なしには存在し得ないものであって、このことだけが本当の信頼感を保証するのである」[4] ともいわれる。まさに、わたしが目にした先輩たちの看護そのものである。

　脳外科病棟の環境は、淀川にかかる豊里大橋が見えた。7階建ての6階にある病棟は、当時は窓も開け閉めが自由にでき、日光の暑さや雨のにおいも感じられた。駅前の便利な立地にあり、駐車場も少なく、増築を重ねており、病室の両側に窓がとれない構造であった。病棟は比較的明るかったが、ナイチンゲールが唱えている、「病院の建物はできる範囲に、直接日光が差し込むように建てられるべきである。（途中略）病院の縦軸はできるかぎり南北方法に近くとりたい。そして両側に窓をとれば、（日の出から日の入りまで）どちらかの側に差し込むはずである」[5] という構造とはかけ離れていたように思う。

3）保育所看護師、子育て、訪問看護師と地域看護に携わる

　3年間働いた後、病院は退職した。卒業旅行で訪れたイタリアとスペインを中心に欧州へ

旅に出る目的があったからである。当時、日本と欧州をつなぐ空路は、領空の制限によりソ
ビエト連邦（当時、以降は「旧ソ連政府」とする）の上空を通るシベリアルートが使用でき
ず、アジアを経由していく南回りルートに加え、北極圏を通る北回りルートが使われていた。
これらのルートは遠回りで時間がかかるうえ、当時の航空機は航続距離が十分なものではな
かったからである。卒業旅行は、アンカレッジ経由の北回り欧州線を利用し、ほぼ一日飛行
機に乗り、何回も機内食を食べた記憶がある。しかし、1990年代初頭に日本と旧ソ連政府
の冷戦が終結すると、旧ソ連政府は「領空通航料」を外国機から徴収するため、シベリアルー
トを積極的に開放するようになる。その後は、アンカレッジ経由の北回り欧州線を完全に廃
止している。退職後の旅は、旧ソ連政府の上空を通るシベリアルートであり、12〜13時
間で同日にヨーロッパに到着することができた。

　日本に帰国してからは、失業保険をもらいながら、仕事を探すことになった。そのなか
で、保育所看護師という職場があることを知り、保育士との協働で主に0児保育に関わった。
8か所ある公立の保育園で一人の看護師であり、保健だよりを出したり、発達の相談にのっ
たりと天職と思うほど、毎日楽しく仕事をしていた。一番の違いは、病院での対象はすべて
「患者」であり、保育所では、「健康な子ども」である。健康な子どもという定義はふさわし
くないかもしてないが、患者ではないということである。ナイチンゲールは、『病院覚え書』
の冒頭で「病院がそなえるべき第一の必要条件は、病人に害を与えないことである」⁶⁾とい
う。はじめは、ナイチンゲールの示す意味が分からなかった。何を言っているのだろう、「害
を与えないこと」そんなのは当たり前ではないか、当時の衛生状態の悪さからは、害を与え
ないということは理解できる。しかし、今回の振り返りから、病院が、医療者が、患者を作っ
ているのではないか、そう意味合いもあるのではないかと解釈できた。

　天職に思えた保育所看護師であったが、結婚を機に退職せざるを得なくなる。結婚後は、
専業主婦として育児をスタートさせることになる。ナイチンゲールは、『看護覚え書』のは
しがきに「以下の覚え書は、看護師に看護を学ばせるための考え方の規範を示そうとしたも
のでなく、まして看護師に看護の仕方を教える手引書でもありません。この書は他人の健康
に直接の責任を負っている女性たちに、考え方のヒントを与えるためにのみ書かれたものな
のです」⁷⁾とある。「すべての女性が、生涯のどこかの時点で看護師の役を果たさなければ
ならない」⁸⁾とも言われる。結婚後、長男、長女と二人の子育てに、病棟看護師、保育所看
護師の経験はとても役立ったように感じている。ナイチンゲールが当時、最も言いたかった
ことなのだろうと思われる。一方で、この専業主婦歴が、訪問看護師や現在の看護教育に影
響を及ぼしている。

　長女の小学校入学を機に、訪問看護師として仕事に復帰することになった。訪問看護は、
先輩看護師に知識と技術は教わるが、本当の意味では、療養者とその家族から教わっている。

お湯の温度ひとつをとっても好みがあり、少し無理なケアもあるが、家族の愛情や関係性を感じながらのケアである。車で訪問するわたしを窓から眺めて待っていたり、孫の写真を見せてくれたり、時には喧嘩が始まる等、訪問看護の中にもドラマがある。わたしは、訪問看護を始めてから、今までにない看護の素晴らしさを感じた。訪問看護は、医師の訪問看護指示書をもとに、介護保険と医療保険の制度を使って報酬を得る。特に介護保険では時間の長さで訪問看護の料金が決まっている。一方、病院では、現在の入院環境料、看護料、入院時医学管理料などを基本として医療機関がその機能を十分に果たしているかという点を加味して総合評価している。「七対一入院基本料の施設基準」や「十対一入院基本料の施設基準」といわれるように患者1人に対して看護師の人数配置によって評価されている。訪問看護で看護の素晴らしさを感じながら、経験していくなかで一つの疑問がでてきた。家族の介護で幸せな療養を送っていながら、最期のときだけを病院で過ごしている。何故最期まで看てあげないのだろうということに疑問をもち、修士課程に進むことにした。

4）修士課程進学から看護教育の道に

　　訪問看護をしていた時に、療養者の新しいズボンの裾を切って縫ったことがある。しかし、それは看護の仕事ではないと家族かヘルパーに頼むように同僚から言われた。その事例は、日中独居の70歳代後半の男性、状態観察、服薬管理、入浴介助のために訪問している。傷病名は、糖尿病で内服管理をしているが、悪化して動脈硬化が進行し、足に潰瘍や壊死が生じて右下肢の部分的切断を行っている。義足を装着しており、転倒防止のため入浴介助を行っている。季節が夏になり、一緒に暮らす娘が薄手の新しい長ズボンを購入してくれていた。切断している方を半ズボンのように短くしないと自身で着用できず、着用しても義足を着けることができなかった。何度か訪問しているが、家族やヘルパーもしてくれず、療養者も頼むので、訪問時間内に切って縫い、そのズボンを着用してもらった。療養者は喜び、「涼しいし、軽い」と笑顔であった。同僚から後日、看護の仕事ではないと言われたが腑に落ちないままであった。そのため、修士課程に進学することで、「何故、在宅で看取ってあげないのか」、「何が看護で、何が看護でないのか」、を学べるのではないかと考えた。

　　修士課程に進んで最初に驚いたことは、理論家が増えていたことである。わたしが看護教育を受けた当時は、看護理論家といえばナイチンゲールとヘンダーソンだけであったと記憶する。また、看護理論という言葉もなかったように思う。看護理論は、1960年〜1970年代に開発されたもので、看護を広い範囲で定義づけている。城ケ端先生は、著書にて看護理論を「看護という事象について記述し説明し、またある現象が他の現象に与える影響を予測しようとするもの」[9]ととらえている。看護理論は、看護の全領域に看護理論を学ぶ理由として、「看護における「実践」と「理論」は表裏一体の関係にあり、どちらか一方が書けて

50

も看護にはなりえない」[10]と言われ、「看護学は、実践すなわち患者に対するケアを中心にした学問であり、科学である。なぜならば、どのような看護理論であれ、実践されなければ看護になりえない特徴をもっているからである」[11]。

　看護とは、「新鮮な空気や陽光、暖かさや清潔さや静けさを適正に保ち、食事を適切に選び管理する─すなわち、患者にとっての生命力の消耗が最小になるようにして、これらすべてを適切に行うことである」[12]とナイチンゲールは言う。では、「患者の生命力の消耗を最小にする」とはどういうことか。同じ著書の終章には、「看護がなすべきことというのは、自然が患者に働きかけるのに最も良い状態に患者をおくことなのです」[13]とある。わたしは、看護師として、頼まれたら「わたしでよいですか」と確認はするが、髪をカットしたり、バリカンで丸坊主にしたりすることもある。看護料はいただくが、美容代としては請求しない。あたりまえである。そうすると前述したような、ズボンの裾を切り、縫うことで、暑さをしのぎ、快適さを得ることができたのは、看護ではないかと思われる。

　修士課程卒業後には、在宅看護学領域で看護教員として働く機会を得た。聖泉大学で勤務し始めると、「ナイチンゲール看護研究会・滋賀」という研究会と出会うことができた。「看護とは」を今一度考えたいという臨床と教育の看護職の強い思いから、発足した研究会である。看護理論は看護基礎教育で教わるものの、臨床の場で活用されているとはいえない現状であり、ナイチンゲールの著書「看護覚え書」、「病院覚え書」、「救貧覚え書」を読み解きながら、議論し、報告書としてまとめている。

　わたしが修士課程で看護理論を学び直し、研究会に参加し続けることで、自身の中で、何が看護で、何が看護でないかが理解しやすくなり、講義や演習、特に実習では指導しやすくなったと思われる。現在は教員として、看護実践の場に参加することはない。しかし、だからこそ、自分の経験を振り返りながら、学生の記録やカンファレンスで指導者から、「看護とは何か」、「看護師とはどんな仕事か」、を考え続けている。そして、今後も「ナイチンゲール看護研究会・滋賀」に参加し、看護を学び続けていきたいと思う。

文献

1) フローレンス・ナイチンゲール、薄井坦子訳（1882）:「看護婦の訓練と病人の看護」ナイチンゲール著作集 第2巻、現代社、P75

2) 前掲書1) P78

3) フローレンス・ナイチンゲール、薄井坦子訳（1893）:「病人の看護と健康を守る看護」ナイチンゲール著作集 第2巻、現代社、P125

4) 前掲書3) P129

5) フローレンス・ナイチンゲール、薄井坦子訳（1893）:「病院覚え書」ナイチンゲール著作集 第2巻、

　　　現代社、P212

　6）前掲書5）P185

　7）フローレンス・ナイチンゲール、小林章夫訳（1998）：看護覚え書、うぶすな書院、P ⅲ

　8）前掲書7）P ⅲ

　9）城ケ端初子（2018）：実践に生かす看護理論、サイオ出版、P10

10）城ケ端初子（2018）：実践に生かす看護理論、サイオ出版、P10

11）城ケ端初子（2018）：実践に生かす看護理論、サイオ出版、P10

12）フローレンス・ナイチンゲール、小林章夫訳（1998）：看護覚え書、うぶすな書院、 p 5

13）フローレンス・ナイチンゲール、小林章夫訳（1998）：看護覚え書、うぶすな書院

２．私の人生に影響を与えたナイチンゲールの看護思想

―看護職者として歩んだ 60 年を振りかえって―

城ケ端　初子

はじめに

　2020（令和 2）年は、フローレンス・ナイチンゲール（Florence Nightingale，1820 － 1910）の生誕 200 年記念の年である。

　　この年に当たって、ナイチンゲールから影響を受けたものをまとめる機会が与えられたことは有難いことである。この機会に私の 60 年にわたる看護職者としての歩みを振りかえりたい。その過程で、看護職者としての私の人生に大きな影響を与えた戴帽式の体験から得たナイチンゲール精神、看護教員養成課程で求め続けていたナイチンゲールの看護思想に出合えた感激、およびナイチンゲールの看護研究会を主宰し「理論」を「実践」に活かすための活動等を中心にナイチンゲールが私の人生に与えた影響について述べたいと思う。

１．私の看護職者として歩んだ道とナイチンゲール

（１）感動の戴帽式―准看護師をめざしての出発

　私は昭和 35 年 3 月珠洲市立三崎中学校（石川県）を卒業し、社会福祉法人京都博愛会冨田准看護婦（師）学校に入学した。看護職をめざしたのは、人の役に立ちたいこと、と女性として自立したいことからであった。15 才の時である。

　この学校は、病院附属の全日制の学校で、全寮制で生徒は全員寮で共同生活をしていた。学校の開設は、大正 12 年、産婆看護婦（師）学校で、その後の変遷があり私は准看護婦（師）

学校の第６期生であった。定員は20名であったが、この春入学したのは８名で私は最年少者であった。それまで一度も実家から離れたことのない私は、慣れない京都で准看護師になるという夢と希望を持って勉学に実習に勤しんでいた。

　学校と病院は、京都の北の方にあり、学校・病院の前には、加茂川が流れ、対岸には京都府立植物園が広がり、遠方には比叡山の雄姿が眺められた。四季折々に変化のある恵まれた自然環境の中にあった。その頃の私は、この学校の校歌が大好きであった。この自然とその中にいる自分自身の姿を重ねていたものであると思うが、よく口ずさんだものである。感性豊かな年頃のことではある。

　　冨田准看護婦学校々歌

　　1．大比叡の　　　大比叡の
　　　　深雪にまがう　わが白衣
　　　　心に燃ゆる　博愛の
　　　　看護の道を究めんと
　　　　ひたすら学ぶ朝ゆうべ

　　2．加茂川の　加茂川の
　　　　流れに映ゆる　わが母校
　　　　教え尊く身にしめて
　　　　看護の道を歩まんと
　　　　乙女の誓い　いや固し

　２年間の生徒生活の中で最も衝撃的な出来事であった戴帽式のことは、今も忘れることができない。荘厳な雰囲気の中、学校長はじめ、多くの先輩看護師に見守られて、初めてナースキャップをいただき、ナイチンゲール像のランプの灯を１人１人受けつぐのである。私は、准看護師として生涯病人のために働くことを固く心に刻み、緊張と感動で身が震えるのをおぼえたものである。

　　戴帽式の式次第は次のようであった。

　　　　1．開会の辞

　　　　1．君が代斉唱

　　　　1．戴帽

　　　　1．校長訓辞

　　　　1．生徒宣誓

　　　　1．花束贈呈

　　　　1．キャンドルサービス

　　　　1．ナイチンゲール誓詞

1．閉会の辞

　生徒達は、全員で君が代を歌い、心をひとつにして校長の話を聞き、生徒代表が宣誓する。そして、いよいよナイチンゲール像からキャンドルの灯をいただくのである。喜びにあふれ、感きわまって涙ぐむ中で「ナイチンゲール誓詞」を斉唱し、私は看護職の1人として病人を助けるのだとの自覚と決意を固めるのであった。

　　　＜ナイチンゲール誓詞＞

　　　　　われはここに集いたる人々の前で厳かに神に誓わん

　　　　　わが生涯を清く過ごし、わがを忠実に尽くさんことを

　　　　　われはすべての毒あるもの害あるものを絶ち

　　　　　悪しき薬を用いることなく、また、知りつつこれをすすめざるべし

　　　　　われはわが力の限り、わがの標準を高くせん事を努むべし

　　　　　われは任務にあたりて、取り扱える人々の私事のすべて

　　　　　わが知り得たる一家の内事のすべて、われは人に洩らさざるべし

　　　　　われは心より医師を助け、わが手に託されたる人々の幸のために身を捧げん

　准看護学校で学んだナイチンゲールは、看護とは何かという看護思想ではなく、ナイチンゲール精神であった。ナイチンゲールに関しては、学校の先輩である総婦長（現看護部長）から「看護史および看護倫理」の科目で20時間学んだ。わずか15歳の少女は病人を助けるためにはどんな状況の中にあっても、わが身を厭わず行動したいという思いに傾倒していった。また、どちらかといえば無私の精神で、何事も文句を言わず黙々と働くことが美徳とされた時代のことである。ナイチンゲールのイメージも「白衣の天使」であった。ナイチンゲールの偉業を知り奉仕博愛の精神で看護できる幸せをかみしめていた。

　こうして、ナイチンゲールとのはじめての出合いは、戴帽式に代表されるように、ナイチンゲールの精神を受け継ぎ実践していくことを使命としたものであった。

（2）ナイチンゲールはどこに？―
准看護師として働きながら、高校（定時制）、大学（2部）で学ぶ

　准看護師学校を卒業し、内科病棟に配属された。慢性的な経過をたどる病人の看護をしたいと希望しての結果であり、看護するとは何かと悩みつつも精力的に仕事に取り組んでいた。ここでも私の受け継いだナイチンゲール精神は、脈々と生きていてやりがいにつながっていた。やがて、老人病棟の転属となり、食事の援助をはじめ、ほとんどの生活の援助を要する患者をケアすることになった。私はこの病棟においてこそ看護ができると喜んで患者とのかかわりを続けていた。そんな生活の中で、大先輩ナースの老人への援助行為に疑問を持つよ

うになった。あんなことをして看護したといえるのであろうか？看護師とは何をする人なのか？つまり、看護であるものとそうでないものは、どのように区別できるのであろうか？答えが見出せないままに限りなく疑問が湧いていった。たまりかねて看護師長に現状を話して「看護って何なのでしょうか？」と問えば、「今頃何を言ってるの、看護師の免許をもってしている人の行動は全部看護よ」とあしらわれた。

　私はますます迷路に迷い込んでいった。

　他方、准看護学校卒業と同時に近くの立命館高校（定時制）に通った。素晴らしい教師と仲間から学ぶことの喜びを知った。そして、当時立命館大学の末川博総長（民法学者）の特別講演を聴き感動して、立命館大学法学部に進学し、新しい世界が開かれていった。ただ、立命館大学でも、私が3年生の頃から始まった大学紛争に巻き込まれて厳しい学生生活を送ることになったが。

（3）看護学校で学びたい―より良い看護ができる看護師をめざして

　臨床5年目に生命にかかわる大病を得て、長い入院生活を送ったが、その中で受けた看護のあまりのひどさに、再度、社会生活が送れるようになれたら看護師になって苦しむ病人のための看護がしたいと決意し、翌年、堀川高等看護学院に入学した。この学校は全日制の2年課程で、1年次は病院で、常勤で夜勤しながら、2年次の臨床実習の折には宿直をしながら学び、厳しい生活の中にも看護を学べる最高の喜びで充実した日々を送っていた。しかし、期待して入学した看護学校でも、ナイチンゲールの看護思想に出合う機会はなかった。

（4）看護師として臨床で激しく働く

　看護学校を卒業して臨床に戻った。内科・外科混合病棟に配属され、准看護学校の学生の臨床実習指導や院内教育委員などを担当しながら、精力的に仕事を続け、私の考えるよりよい看護の提供をいつも心に留めて日々を過ごしていた。当時の実習では、看護技術の経験回数を記録するものであったが、私は、技術の経験だけではなく、1人の患者を受け持って看護過程を展開する試みを行った。この時、用いた理論は、ナイチンゲールの看護思想であった。

　私は、看護は理論を活用して実践できなければ、自分の行なった看護の評価はできないと信じてのことではあったが、次第に確信につながっていった。しかし、当時の臨床では効率が求められ、看護理論に関心を示す人はほとんどいなかった。「理論」を「実践」に活かすことは殆んど理解されなかったが、臨床が楽しく何とか理論導入のきっかけを捉えようと努力していたものである。

（5）母校の看護学校の専任教員になる―よりよい看護の実践に努める

　臨床が面白くなってきた頃に、母校より専任教員としての要請を受けた。迷いはあったものの、教務主任の"自分一人で看護するといっても限界がある。いい看護ができる人を育てて世に送り出すことで、自分の考えるよい看護を広げていけるのではないか"の言葉に感銘し、母校の専任教員になった。初めての仕事ではあったが、私は、いい看護師を育成するのだといった気持ちが強く、肩に力が入っていたことを思い出す。しかし、入職後半年である重大な体験をすることにつながっていった。ある日担任クラスの学生Ａが泣きながら教務室に来たことに始まる。学生Ａは次のように語った。アルバイトで外科病棟で働いていたところ、たまたま面会にきた高校の同級生とバッタリ出会った。その時、学生Ａは、術後はじめて自分で排尿できた患者の尿器をもってトイレに行く途中であった。友人は、その尿器を見て「看護師さんてそんな汚いこともするんやね」と軽蔑するような目線で言ったというのである。その尿はどんなに大事な意味があるのか説明したかったものの、何も言えずに悔しかったと泣くのである。その話を聞いて、私は慰め励ました。あなたは看護職として素晴らしい行動をしたと話し、学生Ａは笑顔で教室に帰っていった。その後私は、学生とは反対に落ち込んでしまった。私は学生Ａを慰め励ました。しかし、私は看護教員である。ただ単にあなたの行為は素晴らしいというだけではなく、何が看護となっていたのか、その根拠を示して、看護を教えるのが教員として示す役割ではないか？私には看護教員を続けていく資格はない。どうするべきか？悩み抜いた末に私が出した結論は看護教員になるための教育を受けることであった。

２．感激の瞬間（とき） ―― 教員養成課程で、求めていたナイチンゲールの看護思想に出合う！

（1）日本看護協会看護研修学校（教員養成課程）に入学

　この頃１年コースの教員養成課程は２校のみで私は日本看護協会の看護研修学校を選んだ。３期生は39名でさまざまな経験をもつ人たちが集まった。

　学校長は当時看護協会長であった小林冨美栄先生、後に細見玲子先生、専任教員は小野殖子先生であった。講師には薄井坦子先生、見藤隆子先生、林滋子先生と当時の看護界の第一線で活躍する先生方であった。私は、この学校で初めて看護とは何かを議論しあえる仲間と講師陣に出合えた。特に薄井坦子先生（当時千葉大学教授）からは、「看護学原論」の授業を通して、これまで求めつつ得られなかったナイチンゲールの看護思想に出合えたのである。体が震えるような感動と喜びが込み上げてきた。またこれは、あの戴帽式以来久しぶりの高揚した気持であった。

（2）ナイチンゲールの看護思想に寄せて

　ナイチンゲールは、「環境」と人間の健康状態に着目して看護論と看護の取り組みを展開した。ナイチンゲールは、看護のなすべきことは「自然が患者に働きかけやすいように最も良い状態におくことである」と述べている。では「最も良い状態」とは、いかなるものか。それは患者のもてる生命力を最大限に発揮できるように呼吸する空気、水、日光、食物、身体清潔や住居の衛生などを整えることである。

　まず、看護の目的論として、看護とは何かを明言していることへの驚きがあった。

　すなわち看護とは、「看護といえばこれまでは、薬を与えたり、湿布を施したりという程度の意味しか持ちませんでした。しかし看護とは、新鮮な空気や陽光、暖かさや清潔さや静かさを適正に保ち、食事を適切に選び管理する―すなわち、患者にとっての生命力の消耗が最小になるようにして、これらすべてを適切に行うことである。という意味を持つべきなのです」[1] である。

　これは、自然の修復過程が順調に進むように病人の生活のあり方をよい状態に置くことで、病人の生命力の消耗を最小にできるように働きかけをしていくことであることを示している。修復過程にある人間に焦点を当てている点で医学とは別の分野であることがわかる。

　次に「病気とは修復過程である」という指摘にも驚かされる。

　「およそ病気というものは、その経過のここかしこで程度の差こそあれ、修復の作用過程なのであり、必ずしも苦痛が伴うとは限らないのです。つまり、何週間も、何ヶ月も、時には何年も前から気づかれずに起こっていた、毒され衰弱する過程を改善しようとする自然の業であり、したがって、〔神が定めた本来は治るものである〕病気の終結は、それに先行して刻々と進行していた病気とその修復作用〔にかかわる看護の過程〕のなかで決まってくるのです」[2]。

　結果としてあらわれた病気ではなく、そこに至るまでの病気を過程（process）として捉えている見事さである。その人の生活のあり様に着目し、健康的な生活を考え実践することが望ましいということになる。さらに、人間の捉え方も、一般的には精神的・身体的・社会的側面を合わせもったのが人間であると捉えてきた。しかし、この考え方では、ボヤけてしまう。薄井先生の理論では、人間を「生物体」と「生活体」ととらえることの利点を述べられ、人間を全体としてとらえることの発想も理解できるものであった。さらに環境のとらえ方も、その人をめぐる全てのものとしての捉え方、環境と人間のつながりの大きさなどをダイナミックに捉えることにつながった。

（3）元の職場である専門学校に戻る

　卒業後、看護教育の場に復帰し、教員として再出発した。不思議なことに1年前まで見

えなかったものが見えるようになったり、解決方法に悩んだことが明白な形で生み出せたりするような感覚を味わっていた。後に、教務主任になり専門学校の運営にかかわっていった。大きな問題もなく仕事が続いていく中に、私は1つの疑問を持つようになった。それは、母校の専門学校の理事会の先生方も、実習病院の指導者の方々も、学生の頃からよく知っている方々であり、信頼関係ができていて、何もかもスムーズに運営できていた。このままこの仕事を続けていて良いのか？安易な道を歩いていて良いのか？と。私は、新しいことにチャレンジする決心をした。理事会には看護教員として武者修行したいので退職を許可してほしいと願い出て、許可をいただいた。そして、知る人もない短大での新しい出発をした。

（4）福井県立短期大学における体験が「理論」と「実践」のつながりの重要性を教えてくれた

　その後私は、私立の看護短大で第一歩を歩み出した。専門学校とのいくつもの違いを学びつつ、短期大学の学生と新鮮な気持ちで話し合い学び合っていた。ちょうどこの年に、第18回国際看護師協会（ICN）東京大会が武道館で開催され参加した。メインテーマは、「看護の限りない可能性を求めて」で、世界79か国から4200人余り、日本から8200余人の参加。壇上の小林冨美栄国内組織委員長、学術集会で壇上の薄井坦子先生の登場と発言に感激した。私達は、看護研修学校の卒業生の1人として仲間たちと舞台で看護協会歌をうたったのが思い出となる。5日間にわたる大会は、Accountability（責務）の合言葉を残して閉会した。

　その後、昭和53年4月からの福井県立短期大学看護学科で仕事をしたが、ここでは教授から助手までの教育陣は、どなたも薄井坦子先生の教育を受けた人達であった。この短大では薄井先生の「科学的看護論」に基づいた教育（講義・演習・実習）の展開であった。私は「看護技術」と「基礎看護学実習」を講師として2人の助手と3人で担当した。基礎看護学で教えたことが、その後の各論の学習につながり、3年次の臨地実習につながっていくといったダイナミックな展開のすばらしさをこの短期大学で味わった。4年間にわたるこの短大での学びは、「理論」と「実践」とのつながり、学びつつ教育をするといったことの学べた最高の時代であったと思っている。

（5）滋賀県立短期大学で米国の看護に関する目が開かれる

　昭和61年春、滋賀県立短期大学看護学科に助教授として赴任した。「基礎看護学」および「成人看護学」を担当したが、担当科目の中で「看護学概論Ⅲ（看護理論）」を担当した。ここで初めてナイチンゲールの看護思想を教えることになった。しかし、私は学生達のナイチンゲールに関する認識を知り驚いた。つまり、3年課程の学生は「白衣の天使」のイメー

ジが主であり、２年課程の学生達も「白衣の天使」「ランプをもてる夫人」「クリミア戦争」「看護覚え書」といった単語を知っているだけでその内容や関連などを知らないというものであった。そこで、学生の実情を知るために、ナイチンゲールに関する教育試論をまとめ発表した[3]

　また、この短大では海外研究員制度があり、私は研究員として平成元年６月から半年間、米国バージニア州立 Gorge mason 大学に出張した。テーマは Nursing Education and Teaching Methodology　に関する研究で帰国後この研究をまとめ発表した[4]

（６）米国の大学院看護学研究科（修士課程）に留学

　滋賀県立短期大学では、８年間余り仕事をした後、米国のバージニア州立 Gorge mason 大学大学院（修士課程）に留学した。大学院では看護管理学を専攻したが、基礎科目では気になっていた「看護理論」を受講した。ここで初めて「看護理論」の授業を体験し、何を教えるのか、どのように教えるのか、授業の進め方からプレゼンテーションの方法論まで身をもって体験できたことは大きな喜びであった。さらにすすめて、実習病院での実習展開も体験でき、「理論」と「実践」のつながりの重要性を痛感した。「理論」がなければ「実践」できない。理論に基づいた実践でなければ看護の評価ができないことを改めて認識したものである。

　米国という文化の異なる社会で生活し学べたことで、看護を学ぶ私にとって大きな力と勇気を与えてくれた。生涯看護教員として生きていくことへの決意と希望を胸に帰国した。

３．ナイチンゲールの看護思想を看護職者で学び合える場づくりを！
（１）新設大学でナイチンゲール看護研究会の種まきをする

　帰国後私は、新設の国際医療福祉大学（栃木県）で、仕事をスタートした。この大学は５学科を擁する私立の大学で、この地域はじめての４年制大学であった。看護学科長は荒井蝶子先生で私は「基礎看護学」に所属し教授として２人の助手の方々と新入学生 129 名と共に学び合った。新設大学は何もかも新鮮で、教員、学生共にフロンティア精神にあふれていた。そこで、新設大学の看護学科として、初めて実習を依頼する病院の看護の方々と看護の基礎理解を図るために共に学び合える場作りが必要ではないかとの考えに至り、平成８年４月より「ナイチンゲール看護研究会・栃木」新設し、大学を拠点に活動することになった。活動内容は、月１度の定例会、年１度の講演会である。参加対象者は大学の教員、学生、地域の実習予定病院および訪問看護ステーションで働く人達である。

　研究会はまず、「看護覚え書」を資料としてスタートしたが、毎回多くの参加者を得ての活発な活動が続き、講演では外部講師を招き、大きな反響もあって新聞でも大きく取り上げ

られ、順調な活動が続いた。翌年3月には会員11名でナイチンゲールの足跡を訪ねる旅を実施した。セント・トーマス病院初め現地視察を通して、ナイチンゲールの看護思想のもとになるものをいくつも学び得て、さらにこの研究会は広がりを見せていった。

（2）岐阜大学に移り、「ナイチンゲール看護研究会・岐阜」の活動を続ける

　岐阜大学医学部に看護学科を設置することになり、私は医学部教授で看護学科設置準備室長、医療技術短期大学部教授（併設）で赴任した。仕事をしながら、医学部公衆衛生学講座の研究生となり博士論文にむけての取り組みも開始した。2年後、看護学科が設置され、学科長および短大部長として多忙をきわめる生活となった。しかし、そんな中にも、ナイチンゲールの看護思想の学びの場を作り、学び合いたいと「ナイチンゲール看護研究会・岐阜」を立ち上げ、多くの仲間たちと学び合う機会を設けて活動を続けた。さらに発展して、平成14年第1回「看護理論・研究・実践学会学術集会」を開催し、看護理論が研究され実践されていくことをめざしての活動を始めた。

　この時代の特徴は、ナイチンゲールの看護思想をさらに実践や研究に活用することをめざして、地域の看護職者と共に自主活動を続けたことであった。しかし、看護学科開設2年目に大腸癌を発症し、長い入院生活を送ることになり、ナイチンゲール看護研究会の活動も休止せざるをえなくなってしまう。そんな中、博士（医学）の学位を取得した[5]。平成15年5月のことであった。

（3）大阪市立大学看護学科で改めてナイチンゲールの看護思想を見なおす

　岐阜大学定年退職後、療養生活を送っていた私に、短期大学を4年制の看護学科にするための準備をしたいと大阪市立大学より要請を受け、この仕事に参加することになった。この大学で私は、改めて看護を学び始めた人達にナイチンゲールおよびその看護思想について語ろうと考えた。そして、看護学科1年生の「看護概論」の授業で白衣姿で登場し、ナイチンゲールの人となり及び看護思想を講義した。学生達は私の白衣姿に感嘆の声をあげ、この授業を通してナイチンゲールの理解を深めると同時に、自分達は看護師になるという強い思いが湧いて、看護師になる決意ができたと後に語ってくれた。

　大阪市大では、さらに大学院（修士、博士課程）の設置に参加し、その教育にあたった。ここで初めて看護学部の学生および大学院修士課程と博士課程でナイチンゲールの看護思想を教えることができ、自分の中でナイチンゲールが大きな位置を占め、生活の中でもその発想が浸透していくものを感じていた。

（4）大学院、修士課程でナイチンゲールの看護思想を教える

　京都から石川県に転居した私に大学院設置の要請があり、東京有明医療大学大学院修士課程に就職した。「基礎看護学」に所属したが、基礎科目としての「看護理論」を担当した。授業は、ナイチンゲールの看護思想を中心に巾広く看護理論の授業を院生と共に学び合う時間が持てたことは喜びであった。

　その後、新設する聖泉大学大学院看護学研究科からの要請で、滋賀県で仕事をすることになった。5 年前のことである。「看護教育学」領域に所属し、通算 9 名の院生とかかわり合い、6 名の修了生を送り出した。

　この大学院では、平成 27 年 10 月から「ナイチンゲール看護研究会・滋賀」を新設し、自主活動として活動を始めた。対象は大学の教員、大学院生、学生および地域の病院等で働く看護職者である。毎月の学習例会と年 1 度の講演会、でナイチンゲールの著作である「看護覚え書」「病院覚え書」「救貧覚え書」を素材にナイチンゲールの看護思想を学んだ。それを実践に生かすことをめざして活動を続けた。その学びの成果は 2 冊の書籍にまとめ出版した [6)7)]。ナイチンゲールの著書は何度も読みかえし、討論しあっても、その時々によって学べるものが違っている。そして、いつの時も新しい発見がある。看護の目的意識をもって実践できる喜び。そこにはいつもナイチンゲールの看護思想があった。

おわりに

　ナイチンゲールの看護思想は汲めども尽きない豊かな泉のようである。

　ナイチンゲールの実像も知らずに「白衣の天使」というナイチンゲール像と「ナイチンゲール誓詞」を看護師の任務の鏡と信じて准看護師をめざした頃、臨床を重ねる中で看護とは何か？自分の実践が看護といえるのか？看護師とは何をする人なのか？と悩みつつ答えを求めていた頃。その頃のナイチンゲールの看護思想は私の近くにはなかった。その後、看護師になってナイチンゲールの看護思想を求めつつもその機会に恵まれなかった。そして、ようやく看護教員養成課程で求めていたナイチンゲールの看護思想にめぐり合えた喜びと感動。それを、自分個人のものにとどめるのではなく、広く看護職者と共に学び合い、実践につなげることをめざした時代。このような歩みができたのも、これらの流れの過程で多くの人たちと出会い、学びを実践する機会に恵まれたからである。こうした多くの方々によって支えられ、育てられた賜である。感謝してもしきれない。

　私の 60 年にわたる看護職としての人生は、ナイチンゲールの看護思想に出合い大きく変わったと思っている。出合えたナイチンゲールと学ぶ過程に出合えた全ての方々に感謝をもってこの稿を終わりたい。有難うございました。

文献

1) フローレンス・ナイチンゲール、小林章夫他訳：看護覚え書、うぶすな書院、p5

2) 同上　p3

3) 城ケ端初子：「看護歴史」におけるフローレンス・ナイチンゲールに関する教育試論、滋賀県立短期大学学術雑誌第 33 号、60-72、昭和 63 年 9 月

4) Hatsuko Jogahana　A Theory Related to Nursing Technology Education in the Basic Training Program：a Suggestion Made Through Comaparison of my Teaching Experiences between USA and Japan 滋賀県立短期大学学術雑誌第 38 号、平成 2 年 9 月、p46-52

5) Hatsuko Jogahana：Serum Prolactin Levels and Risk Factors of Breast Cancer in Postmenopausal Japanese Women. 岐阜大学医学部紀要 , 第 50 巻 3-6, 平成 14 年 11 月

6) 城ケ端初子編著：ナイチンゲールの看護思想を実践に生かそう！－「ナイチンゲール看護研究会・滋賀」の学びと歩み－、サンライズ出版、2019

7) 城ケ端初子編著：ナイチンゲールの「病院覚え書」から看護の視点で病院を見直そう！－「ナイチンゲール看護研究会・滋賀」の学びと歩み－、サンライズ出版、2020

---

3. フローレンス・ナイチンゲールの生き方
Way of life of the　Florence Nightingale
－ F・ナイチンゲールの軌跡を訪ねて－

川北　敬子

はじめに

　本年、新型コロナウイルス感染症が世界中で流行したことにより、多くのかけがえのない命が失われました。ご冥福をお祈り申し上げるとともに、ご遺族の皆様に衷心より心よりお悔やみを申し上げます。そして、新型コロナウイルス感染患者の医療現場の最前線に立ち日夜、命がけで奮闘し対応しておられる医療従事者をはじめ、私たちの生活と社会を支えてくださっているエッセンシャルワーカーの方々に言い尽くせぬ感謝とお礼を申し上げます。

　1965 年ジュネーブに本部を置く国際看護師協会（(ICN）は、看護師の社会への貢献を称える目的で毎年 F・ナイチンゲール生誕の 5 月 12 日を「国際看護師の日」と定めている。例年各県が、県民に広く「看護の心」を広める行事を実施している。フローレンス・ナイチンゲール生誕 200 年の佳節の年である本年を、世界保健機構（WHO）と国際看護師協会（ICN）は、「国際看護師・助産師の年」と命名した。

　私とフローレンス・ナイチンゲールとの出会いは、人生の師匠ともいうべき恩師からフローレンス・ナイチンゲールの生き方について書かれた一冊の書籍を賜ったことにある。それが後年、研究の動機となり大学院修士論文テーマを「ナイチンゲールの看護哲学」と掲げて教育学士を取得した。英国の歴史家エドワード・ハレット・カーは、『歴史とは何か』の中で『歴史とは現在と過去との間の尽きることを知らぬ対話』と述べている。私は、フローレンス・ナイチンゲールの軌跡の英国、イタリア、ドイツなどフローレンス・ナイチンゲールの足跡が残る地を何度も訪ね、フローレンス・ナイチンゲールと尽きない対話を重ねている。

　私には座右の銘が二つある。一つは文豪ゲーテの母カタリーナがゲーテに語っていた言葉『良き出会いは、人生の宝』である。二つ目はフローレンス・ナイチンゲールの『諦めるなどという言葉は、私の辞書にはない』である。「良き出会い」は成長の因となり私が、どんな苦境にあっても絶対に「諦めない心」をもって生きてくることができたのも、良き出会いに支えられたからにほかならない。

　私は社会福祉法人 旭川に勤務している。本荘は、1957 年（昭和 32 年）に川﨑祐宣が、「敬天愛人」天を敬い、人を愛する人間尊重の精神を基本理念に岡山県と愛媛県に 8 分野、施設数 85 の重症心身障害児・者、乳幼児から高齢者の医療と福祉一体化の全国屈指の「総合医療福祉施設」である。本年創立 63 年を迎える。

　現在、国際的に人やサービスの移動が益々活発になり、海外の保健医療に目を向けることが重要であると考え 2020 年の本年「フローレンス・ナイチンゲール生誕 200 年記念」として「フローレンス・ナイチンゲールの軌跡」を訪ねる第 2 回看護職者「英国研修」を実施した。その目的は、フローレンス・ナイチンゲールの看護哲学と英国の医療・福祉・看護の現状と地域社会及び国際社会での看護の役割を学び国際貢献のあり方を通して、人生を高め輝いて生きるために看護の原点と役割を考える。そしてより良い看護観を構築し医療福祉の向上と人材確保・育成と資質向上を目指すと共に異文化に触れ豊かな人間性、社会性と国際性を培い高い職務満足度を維持し継続勤務ができ旭川荘の強みの一助とすることである。

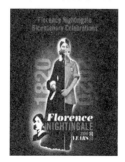
〈生誕 200 年記念ボード〉

　近年、英国の経済は、長年の英国 EU 離脱問題で諸外国から企業縮小、撤廃の雇用問題、物価高騰が続き欧州他国からの移民者（各種ライセンス所有者含）が、母国に帰国した結果労働者減少など移民国の英国では、諸問題が山積していたのである。

　帰国後の 3 月 6 日、英国では、ナイチンゲールミュージアムで生誕 200 年記念特別展示の公開模様が英国 BBC ニュースで放映された。St・トーマス病院の上級看護師が、インタビューで『フローレンスの取り組みは現在でも重要であり、決して過去の話で終わっているのではない』とコメントする。そして、アナウンサー

も『新型コロナウイルス感染症に対しても手洗いの重要性が強調されているが、フローレンスの改革は、今も私達にとって大切だ』と述べている。

　私は、フローレンス・ナイチンゲールが、出会いと人間関係の構築と何を大切にして人生を生きたのかを研究している。全盲になったフローレンス・ナイチンゲール（81歳）は、『眼が見えなくても私にはまだ聞く耳がある、話す口がある』と、命が燃え尽きるその瞬間まで、世界中の人に「励ましの手紙」を送り続けた姿に、私は魂を揺さぶられる思いである。常に努力と強い信念で、社会に挑戦し続けたフローレンス・ナイチンゲールの看護学、看護観、教育観は、誰人の生命も平等でかけがえのない価値を持っていることを伝える「生命尊厳を探求する学問」と言える。

　ここにフローレンス・ナイチンゲールの生涯を通して「フローレンス・ナイチンゲールの生き方」から今後の生き方を考える示唆がある。

　【注】以下「フローレンス・ナイチンゲール」を「F・ナイチンゲール」「F・N」と記載。

F・ナイチンゲール当時の英国

　当時18世紀後半の英国は、ヴィクトリア王朝時代で世界に多くの植民地を有し英国の黄金時代で経済の覇者である。ジェームズ・ワットは、トーマス・ニューコメンの蒸気船と鉄道を発明し蒸気機関へ施した改良を通じて、1830年に蒸気機関車を走らせ産業革命と交通革命が起こる。綿工業の技術革新（工場制機械工業）で英国と全世界の産業革命の進展に寄与し産業革命の時代（18世紀半～19世紀）である。資本主義経済体制が成立し国内政治は、近代議会政治が定着し経済面においても植民地帝国時代と言われる。1942年、大飢饉と大不況に襲われる。

　英国社会では、仕事は男性、女性は家庭での家事、育児が常識である。家柄が良い女性は、社会で働く意識はなく家事、身を飾って社交を楽しむ時代である。女性達が、社会に進出し始めた時代である。

　F・N生存当時の我が国は、文政3年から明治43年にあたる。日本（18世紀～19世紀）は、250年続いた徳川時代の江戸末期（1603～1868年）第11代将軍徳川家斉～第15代将軍徳川慶喜～明治時代後期（1868～1912年）、1867年に大政奉還され第一次世界大戦の明治新時代である。大久保利通、勝海舟、伊藤博文、北里柴三郎、渋谷栄一、津田梅子が新時代日本の建設に貢献した歴史的人物である。紙幣が20年ぶりに2024年に刷新され渋谷栄一（1万円札）、津田梅子（5千円札）、北里柴三郎（千円札）の方が新札に登場する。

F・ナイチンゲールの生涯（1820 年 5 月 12 日～ 1910 年 8 月 13 日没 90 歳）

　近代医療・福祉・看護の創始者で女性専門職を確立し現在の看護と看護教育の原点を築いた 90 年の尊く何事にも屈せず挑戦し続け長寿の人生を送る。

　F・ナイチンゲールの生誕は、1820 年 5 月 12 日英国の大富豪家令嬢の二女としてイタリアのフィレンツェで誕生する。

　ナイチンゲール家は、19 世紀英国の領地地主家の叔父から遺産（土地・資源）を相続した上流階級資産家の大富豪だった。父は裕福な土地所有者で母は商家の出身で上流階級の著名人と交流があり社会的な上昇志向があったといわれる。

　1818 年両親が結婚。2 年間の新婚旅行中に姉は、ギリシャのナポリで誕生し生誕地のギリシャ語でフランシース・パーセノーピーと命名する。F・N はイタリアのフィレンツェで二女として生誕する。フィレンツェの英名由来は、フローレンス（花の都の意）で生誕地からフローレンスと命名し幼少期の愛称はフローと呼ばれている。

　ナイチンゲール家は、父（ウイリアム・エドワード・ナイチンゲール）、母（フランシース・スミス・ナイチンゲール）、姉（フランシース・パスィノーブ）と F・N の 4 人家族である。

〈ブルー・プラーク〉

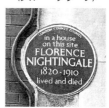

　季節毎に 3 つの館で過ごしている。住居跡には、ブルー・プラークの銘板が設置している。ブルー・プラークの銘板は、著名な人物の住居や歴史的な場所に、建物の歴史的な繋がりを伝えるために設置し建物外壁に掛けている。直径 48cm の円形、材質は主に陶器と樹脂が用いられ、表面は青く塗装し名前や職業に関する表記は白で明記している。日本人では、夏目漱石の留学時の住居跡にブルー・プラークが設置している。

父からの英才教育、母から生け花、礼儀、刺繍を教わる

　当時、英国の上流階級富豪家の教育と医療は、公教育・公医療ではなく父から、外国語教育として 6 カ国語（フランス語、ギリシャ語、ラテン語、ドイツ語、イタリア語、英語）を学ぶ。12 歳、英国・欧州その他諸外国の歴史、哲学、数学、天文学、経済学、地理、心理学など本格的な教育を受ける。音楽と芸術（美術）は、家庭教師から学ぶ。父の書斎にある書物、小説と雑誌を読書し豊富な知識を習得した博学多才である。後年才覚を発揮した「統計学」は、父の書斎にあった「統計学者のウィリアム・ファー」の書物で独学する。これらの教育の中で数学や統計学に興味を持ち大きな成果を遂げる基礎になる。母から、生け花、もてなしの流儀、刺繍などを教わり両親から広い分野の教育を受けた資産家の令嬢である。考えて行動する女性に成長する。

自らを見つけた「自分の道」それは「看護」

　少女時代は、愛情溢れる家族、祖母、乳母と何不自由なく暮らした令嬢である。当時英国は大飢饉と大不況に見舞われていた。Ｆ・Ｎは、飢え、貧しさと病気に苦しむ村人の実情を知る。村への義援金と支援（食料・薬・服・寝具類）など村人の暮しに心を配り慈善活動をする母親に積極的に同行する。その中で心の「自分はどうして生まれてきたのだろう。私の生きる意味とは」と自らにそう問いかけ模索する。

　16歳、神から「汝のすべきことをなせ」「自分ができることを全うしなさい」と啓示を受け真剣に生き方を考える。その後3回神の啓示を受ける。

　重病の叔母の看病をしていると自分自身が生き生きと蘇るのを感じる。「人を救う」ことは、そのまま「自分を救うこと」でもあると実感する。また、教会の慈善活動である病人を看護する中で、病気で苦しんでいる人々を助けることが自分のするべきことだと悟る。人生の生き方を真剣に模索し「困っている人、病気で苦しんでいる人を救う仕事がしたい」「人のために役に立つ一生の仕事がしたい」と考えたのが、「看護」である。両親に隠れて医学や看護の勉強をする。1846年25歳、病気で苦しんでいる人のために看護婦になる決意をするが両親、家族、親戚から猛反対を受ける。当時19世紀、働く女性は、卑しいとされ看護婦の地位は低い時代である。良家の娘が病人や貧しい人を助ける仕事をすることは考えられず当然、家族は猛反対である。

　本格的な「看護」への挑戦は29歳から始まる。1849年29歳、心を病んでいた姉の看護をする口実でドイツのデュッセルドルフにあるフリードナー牧師のルーテル病院併設付カイザルスベルト学園（看護師養成所）にディーコネスとして留学する。一生の仕事を支える重要な基本である専門的知識と方法と看護の専門知識と実践を習得する。すでにドイツでは、看護婦訓練学校が開校しキリスト教の信仰厚い女性にディーコネス（女性奉仕団）の身分を与え教区内の病人の世話をする学校である。

　留学中に滞在した住居は、現在「ムッターホテル：Mutter Hotel」（「母の家」の意）とし現存している。その後もドイツ、フランスの病院を視察し看護と病院経営を学ぶ。私は訪独時「ムッターホテル」に滞在し当時にタイムスリップした感動は貴重な財産である。

慈善病院（淑女病院40床）の総監督に就任（34歳）

　留学から帰国後の1853年、シドニー・ハーバード夫人の支援でロンドン慈善病院の総監督、現在の「看護部長」に就任する。慈善病院は、財産が無い良家の女性が、家庭教師や金持の婦人の手伝いをする労働女性が病気の時に入る施設である。

　この病院で看護の仕事を具現化する機会に恵まれ、看護の対象者である患者を視点に健康を重視し病院設備の充実、物品購入システム点検など具体的な慈善病院の改善を実践する。

それは現在も実践している先見性のある内容である。

　さらに経済改革、不適切使用人の解雇、給料の検討など看護管理者の業務を明確にし「優れた管理者」の才覚を発揮する。現在は、デンタルクリニックになっている。

クリミア戦争の英国陸軍スクタリ病院看護団長に就任（34 歳）

　1853 年、ロシアが英仏に宣戦布告した戦争が世界的にも風光明媚な「クリミア半島」の地で勃発する。ロシアと英国、仏国、トルコ、サルデーニャの 4 ヵ国連合間の戦争（1853~1856）である。戦争が勃発する背景に、「領土と宗教」における「正義と正義の衝突」が往々にして多いことを、多くの歴史は物語っている。この戦争にロシア軍将校として従軍した 25 歳の若きロシア文豪トルストイ（1828~1910 没 80 歳）は、戦争の悲惨さを体験する。体験した小説が代表作の『戦争と平和』である。その後「非暴力主義者」としても有名である。

　翌年 1854 年 10 月 9 日、クリミア戦争の戦場で医師、看護師の不足、衛生材料・手術器具と薬品不足で多数の兵士が治療を放置され死亡している悲惨状態が報道される。

　英国軍務大臣シドニー・ハーバートから英国陸軍のスクタリ病院看護団長として兵士達の看護を依頼される。

　F・N は、自費で看護に必要な物品を準備する。看護婦のユニフォームを考案し準備する。シスター（24 名）と職業看護（14 名）の看護婦団（38 名）を結成する。今まで反対していた家族から応援を得る。母からの祝福の手紙をコートのポケットに秘めてクリミアの地に出発する。

　スクタリ病院の実態は、それは想像を絶する壮絶・最悪な環境であったという。病院の床は腐り、汚く臭い劣悪な倉庫同然の病室である。療養環境、医療品・衛生材料の物品不足、傷病兵の続出、過酷な栄養状態、コレラ患者の急増とその上医師からは無視され協力もなく我慢の戦いであった。

　傷病兵の死亡原因は、負傷や病気ではなく大半が病院の不衛生な環境による感染症などである。先ず病院の不衛生な病室、部屋、トイレなどを清掃、寝具類を洗濯をして衛生環境の改善と傷病兵の診療の補助に努める。また、自己資金を投じて傷病兵の衣類の洗濯、寝具類とマットを作製、清潔なシーツ、食事の工夫（暖かい食事）と傷病兵の世話に没頭する。さらに古い部屋の修理、包帯作成などの衛生材料、シーツの縫製、薬品の補充など物品不足と下水道改修工事の改善など衛生改革を施行し死亡率を低下させる。

　さらに戦争で心の傷ついた兵士には、励ましと相談にのり心のケアにも務める。兵士がひとりで亡くならないように自ら臨終の場に付き添い、励ました。そして亡くなった傷病兵の遺言と臨終の様子を手紙に書き、兵士の家族に届けたのである。クリミア戦争で死亡した兵士の妻に深い慈愛と相手の立場に立って繊細な配慮の激励の手紙は、15000 通~20000

通に及んだ。誰人にも深い慈愛の心で励ましたのである。

　スクタリ病院での慈愛に満ちた献身的な実践は、兵士以外の医師やその他の人達から愚劣な嫉妬、裏切り、反対、中傷非難と妨害にあうが、兵士からは感謝と信頼を得る。

　　スクタリー病院では、数千人の兵士達を看病するために看護婦たちを統率する。毎日、F・Nだけが傷病兵全員の状態と入退院の実態を把握する。その結果傷病兵の死亡率を42%から5%に減少し劣悪な医療環境から英国軍を救済することに貢献する。

　スクタリ病院に赴任して6ヶ月後の翌年1855年5月（34歳）に過酷な状況での過労とクリミア熱で倒れる。

英国陸軍のスクタリ病院から帰還（36歳）

　1856年、スクタリ病院からミス・スミスの偽名で帰還する。ヴィクトリア女王は、クリミア戦争の功績を称えて撮影させたF・N(36歳)の写真と「ナイチンゲールの宝石」（ヴィクトリア女王の刻印のブローチ）を授与する。また「FRORIS　89」の店で白色の薔薇の香水WHITE ROSE（少し軽い香り）を創らせて贈る。数少ない写真の顔、眼からは誇らしい表情を見られなく険しく次への秘めた強い挑戦の思いを察する。写真は、「平和の天使」といったイメージよりは、予想に反して険しい表情が多い。それは、あらゆる手段で兵士、患者と国民の命を救った人生を象徴していると拝する。大の写真嫌いでもあったという。英国政府から贈られた賞金を自らの使命のために使うことを決意する。

　メイファース・ストリートにクリミア戦争連合軍の勝利を記念する記念碑がある。クリミア戦争で貢献者した彫像の中にF・Nの彫像があり歴史を学ぶ場所でもある。

　1857年（37歳）、慢性疲労症候群で倒れる。スクタリ病院で伝染病、クリミア熱に罹患し帰国後は、ブルセラ病、慢性疲労症候群の虚脱状態で逝去するまでベッド上で過ごす。70歳代に寝たきりになるがベッド上で執筆し多くの著書を発刊する。

1860年世界初宗教系でない看護学校を創設（40歳）

　当時の病院は治療を施さず病人を収容する施設である。F・Nは、専門教育を学んだ看護婦養成の必要性を考える。クリミア戦争で得た「ナイチンゲール基金」を投じSt・トーマス病院（St Thomas' Hospital）内に「ナイゲール看護婦訓練学校」を創設する。これは、宗教系でない世界初「看護教育」の創設である。F・Nが強みを発揮した教育指導は専門教育は勿論、身だしなみ、生活、礼儀を重んじ花を愛する心の必要性などを教育する。世界中から入学するが日本からの入学生はいない。全寮制の看護婦訓練学校の教育環境の整備、学費、生活費、お小遣いまでナイチンゲール基金から給付し入学式は、花束を添えて祝福をする。

　クリミア戦争で病気に罹患したため、念願の教壇に立つことができなかったが、学校経営

と施設の支援、看護学生には、食料を届ける。また、学生と看護婦達を自宅に招いて食事をしながら相談に乗り、激励し生涯「励ましと仕事の尊さ、厳しさ」を教授する。

　現在は、ロンドン大学キングカレッジ（King' College London、KCL）看護学科に移され一部となっている。

　その後病気を押してさらなる戦いに挑戦し続ける。1861 年 12 月（41 歳）、キングカレッジ内に助産師養成学校を創立。1864 年、国際赤十字社（ICRC）の設立者アンリ・ジュナンに国際赤十字社設立を支援する。国際赤十字社の発足原点はスクタリー病院での F・N の看護である。1865 年 2 月（44・45 歳）、貧民病院の改革。1872 年 2 月（51・52 歳）両親を看病し、1874 年 1 月に父（没 80 歳）、1880 年 2 月に母（没 91 歳）、1890 年 5 月に姉（没 71 歳）の家族全員を看取る。

　1899 年 3 月（79 歳）、当時 35 歳の津田梅子〔1864 年（元治元年）〜1929 年（S4）没 64 歳〕と英国で対談する。津田梅子に「勇気」「情熱」の想いを花束にして贈り激励する。津田梅子は、その花束を押し花にして大切に保存した。帰国した翌年 1900 年「津田塾大学」の前進の「女子英学塾」を創設する。

　1901 年（M34 年）（81 歳）、全盲になる。「たとえ目が見えなくても私にはまだ、聞く耳がある・話す口がある」と、求めてきた世界中の人に「励ましの手紙」を終生続ける。失明後は、新聞を音読してもらい逝去する数日前に遺書（4 項目）を残す。1906 年（86 歳）、生涯を看護教育に捧げて社会の一線から退く。

1910 年 8 月 13 日（90 歳）土曜日午後 2 時、ロンドンの自宅で永眠

　8 月 10 日水曜日に体調が悪化する。その 3 日後に 90 歳の天寿を全うしてナイチンゲール看護学校の創立 50 周年佳節の年に人生の幕を閉じる。

　英国功労者を埋葬するウェストミンスター寺院の国葬を断る。葬儀は、遺言によりマーガレット教会の両親と姉が眠る墓地に 6 人の陸軍曹により厳粛に執り行われ埋葬された。国民のために医療・福祉・看護・教育・健康に捧げた生涯だった。それは、「金色の夕暮れの中を太陽がゆっくりと沈んでいく堂々とした 90 歳の最後である。幾多の戦いを乗り越えた心は満ち溢れ幸せな生涯と拝する。死を「限りない活動への旅立ち」と捉えていたことが伺える。

　クリミア戦争の元高齢兵士が長距離を歩き葬儀に参列した新聞記事は、マーガレット教会内に展示され兵士から信頼の厚さが窺える。

　墓石には、本人の遺志により「F．N．」のイニシャルと誕生と没年「BORN IS MAY 1820．DIED IS AUGUST 1910．」のみ刻まれている。

　現在、教会内部に家族が座っていた前列の席が保存され遺品、物品、絵などを展示している。その中にクリミア戦争に参戦した兵士達が、戦場の銃弾を収拾し創り F・N に贈った「ス

クタリクロス」と呼ばれる弾丸の十字架が飾られている。残念ながら盗難に遭い現在あるのはレプリカである。

　私は訪英時には、毎回墓参し献花を捧げて F・N に「報告と決意」の思いを対話している。いつも誰人かが墓参し献花が捧げられ献花が絶えない場所である。

〈F・N の墓石〉　　　　　　　　〈F・N の遺品と写真〉

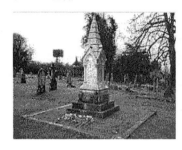
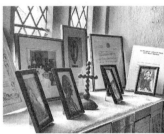
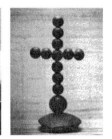

〈スクタリ‐クロス"弾丸の十字架（レプリカ）〉

ナイチンゲール博物館

　F・N の功績をたどる博物館として、ロンドン市の St・トーマス病院敷地内の元看護婦学校の跡地に 12000 点以上の貴重な遺品と所蔵品を展示している博物館である。

　現在の博物館は、F・N 没後 100 年 (2010 年) に改装している。貴重な遺品などが並びその功績を肌で感じることができる場所である。

　2020 年の本年は、F・N 生誕 200 年記念を祝し入館するとエントランスに「F・ナイチンゲール生誕 200 年記念ボード」が掲げられ 3 月 8 日から記念特別展示が開催されたのである。F・N の志を基にしてつくられた館内は、「ランプを持つ貴婦人」の伝説的な人生と時代へと系統的に展示されている。生い立ち、スクタリ病院の実践、帰還後の医療改革、晩年の功績の 3 つのパビリオンが紹介されている。

〈トルコランプ〉

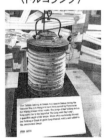

　スクタリ病院で看護婦の総責任者としてトルコランプ（ランタン）を手にして傷病者を巡回する。そのランプの温光は、凄絶な戦争で傷つき痛みや苦しみの傷病兵にどれほどの安心感と生きる希望を与えたことだろうか。

　「薬箱」「外科器具」、往年使用した「手製の着用した黒のドレス、襟・袖のレース」「装飾品」「時計」「直筆ノート」「ペンケース」「鏡」「椅子」などの愛用品、所持品、愛したペットのフクロウ「アテナ」

　の剝製と授賞した勲章などの遺品が、人間性と実践を物語っている。そして、St・トーマス病院内の創設した看護学校授業風景の写真、人体図を使用した熱心な学習写真、実際の看護の様子、手の消毒・器具の消毒などイメージしやすい。講義写真から白衣姿の熱心な学生の様子が伝わる。演習の様子、解剖スケッチ、授業メモも展示され現場体験からの学びを重視していた教育内容が伺える。

　また、病院建築でも非凡な才能を発揮する。当時の St・トーマス病院に設計建設した「ナイチンゲール病棟」の設計図の原本、1859 年「看護覚え書」の初版本と晩年に書き残した数々の著書の書籍も展示している。当時の看護婦や看護の状況が英語で説明し展示している。

　常時、英国内から来館した子ども達の姿が見られ、博物館の担当者が、ナイチンゲールの衣装を着て説明している。子ども達にとっても F・N を身近に感じ英国が生んだ偉大な人物を実感する教育の一貫（手洗いの重要性など）として視察見学をしている。

　1890 年 7 月 30 日（70 歳）に録音された F・N の肉声がある。

『 'When I am no longer even a memory, just a name, I hope my voice may perpetuate the great work of my life. God bless my dear old comrades at Balaclava, and bring them safe to shore. Florence Nightingale.' 』
（英訳「私が人々の記憶から消え、ただ名前だけが残った時、私の声が私の人生での偉大なる功績を永遠のものにしてくれることを望みます。バラクラバの同士達に幸あれ。そして彼らが無事家に帰れますように」）

　内容はクリミア戦争で戦った兵士達が無事に帰還できるように祈ったものである。

　ヴィクトリア時代の女性にしては 172㎝の身長、繊細な文字、細くしなやかな声の中に凛とした人間性を実感する。この博物館を訪れなければ見聞できない貴重な内容である。歴史上の人物でなく F・N を身近に感じる瞬間が多くある。

F・ナイチンゲールと出会いの人間構築
How Construction of the Nightingale of human relations

　F・N の生き方に影響を与えた人は、教育と礼儀の教授者と多数の支援者である。両親から広い分野の教育を受け愛情深い親子関係、姉・祖母からも支援を受ける。多くの人達との対話と世界中の話題から豊かな心を育み支援を受けて、出会った人との繋がりを構築し偉業を成し遂げる。

　世話をした人は、乳母、メイ叔母、ヒラリー・ボナム・カーターである。支援者は、英国著名な政治家大臣シドニー・ハーバードと妻、ヴィクトリア女王、ベンジャミン・ジョウェット（オックスフォード大学プラトン学者：ギリシャ哲学者）夫妻、ウィリアム・ファー博士（統計学者）、ランベール・アドルフ・ジャック・ケトレー博士（ベルギーの数学者、天文学者、

統計学者、社会学者）、パーマストン卿（英国政治家、貴族で内務・外務大臣）、パンミュア卿（英国陸軍大臣）、リチャード・モンクトン・ミルズ（詩人）、メアリー・クラークブンゼン夫妻、ブレースブリッジ夫妻（有名旅行家）、ジョージ・サザーランド（医師）、ウォードロウバ夫人（元 St・トーマス病院の師長・ナイチンゲール看護婦訓練学校創立に協力し教育に携わる）、アレキシス・ソワイエ（スクタリー病院の天才料理人）などである。

ナイチンゲール方式の看護は世界に発展し拡大

ナイチンゲール看護学校の卒業生達によりナイチンゲール方式の看護は全世界に広がる。米国のナイチンゲール看護学校卒業生の活躍は、著しく米国に 1880~1900 年（20 年間）に約 1000 校の看護婦学校を創立し看護教育を普及する。1929 年、エール大学で看護婦教育の高等教育を創設する。同年、看護職者の資質向上のために看護職業団体「アメリカ看護協会」を発足する。

日本の看護教育の始まりは、F・N が看護婦訓練学校を創立した 15 年後の 1875 年、高木兼寛（医師）は、St・トーマス病院の医学校に留学し看護婦教育の実態に感銘する。帰国後の 1885 年 (M18)、日本初看護婦学校「有志共立東京病院看護婦教育所」を創設。現在の「東京慈恵会看護婦学校」である。教師に米国宣教師 M・E・リード女史（ナイチンゲール看護学校卒業生）を招聘し日本初のナイチンゲール式近代看護教育を開始する。

1945 年、グレース・オルト少佐は、GHQ 初代公衆衛生福祉局長初代看護課長（陸軍大尉）として日本に赴任する。日本の保健婦、助産婦、看護婦制度の近代化、「保健婦助産婦看護婦法」の制定、戦後復興対策の一つとして看護教育制度の改革などを行い現在の日本看護教育の基盤を築く。厚生省看護課の設置などを通して保健婦、助産婦、看護婦の社会的地位の向上と組織化に尽力する。1946 年 (S.21)、聖路加女子専門学校と日本赤十字社救護看護婦養成所を合同させ新たに東京看護教育模範学院の担い手となる看護教育者リーダーの養成に着手する。

F・ナイチンゲールの主な業績と功績

1．「看護」の提唱者

『看護とは、新鮮な空気、陽光、暖かさ、清潔さ、静けさを適切に整え、それらを活かして用いること、また食事内容を適切に選択し適切に与えること。こういったことのすべてを、患者の生命力の消耗を最小にするように整えること』と。

2．「健康思想家」「衛生改革者」として国民意識・衛生改善と感染予防対策を考案する。生命と健康の偉大な思想家、実践者、教育者である。

3．在宅看護の原点を築く

　　事業は「すべての看護の最終目標は、病人を彼ら自身の家で看護すること」これは、全ての人に対して病人の看護、健康教育、生活改善は、人間の権利として健康を守ることなど現在の在宅看護の原点となる視点である

4．時代の先を見越した保健医療の改革者として社会保障制度を確立する。　提案の「保健医療福祉制度」は、1867 年の「首都救貧法」が現在の「ゆりかごから墓場まで」と呼ばれる社会保障制度の基盤である。

5．「病院建築家」として「パビリオン式」病院構造を推奨し世界各国で採用（49 歳）

　　1871 年、F・N は『病院覚え書』(Notes on Hospitals)1) の中で、「良い病棟とは、見かけが良いことでなく、患者に常時、新鮮な空気と光、それに伴う適切な室温を供給しうる構造のものである」と述べて『病院覚え書』に図面入りで記している。

患者一人の理想的な療養空間として換気を重視した St・トーマス病院（St Thomas' Hospital）を設計建築する。感染予防の視点で「ナイチンゲール病棟 World28 床」を設計建築する。その後病院内に「パビリオン式」病院構造（ナイチンゲール病棟）を推奨し世界中の病院建築に取り入れられ、実際の建物として現実的に機能する。

　　私が初めて St・トーマス病院を視察した 2001 年（平成 13 年）は、まだナイチンゲール病棟が残っていたが、2 階建ての高さの効率性から鑑み現在は、一般消化器外科病棟としてリノベーションされている。

　　St・トーマス病院はロンドン市の国会議事堂（ビッグベン）の前を流れるテムズ川の対岸にある。歴史は 1173 年（845 年前）12 世紀（平安時代頃）、ホームレスや病気の人を看る施設である。始まりは Southwalk（現在の London bridge 近く）、St Thomas の名前の由来は Thomas Becket というカンタベリー大聖教の司教からの歴史ある病院である。

　　現在、St・トーマス病院は、総合教育病院（Titing Hospital）として、地域病院と連携で住民の医療提供を担い英国医療の第一線を担い続けている。救急部門は、年間 14 万件の救急を受け入れ一日の救急車台数は約 100 台。1 シフトは、医師（10 名）看護師（22 名）。24 時間救急対応で夜間時も同人数で対応している。看護教育機関として大学の学生（主にキングスカレッジ・サウスバックカレッジ）の実習指導を看護教育部門が担当実施している。実習生の受け入れとサポートをして実習内容の均衡を保ち実習教育内容の経験を配慮している。メンターと呼ばれる現場看護師が知識、技術、看護指導、実習終了後は、12 週間の特別研修を受講したメンターが NMC の定めている達成基準試験を実施し合格者に登録申請を行う。

　　英国では、看護師や助産師になるための国家試験は実施されておらず、高等教育機関において看護専門教育を受け、修了することで NMC に看護師や助産師として登録する資格

を得ることができる。

　看護師のユニフォームは、色分けされ学生の教育指導看護師はグレー、学生はストライプ。管理職の看護部長と看護師長はユニフォームを着用せず私服である。

　St・トーマス病院の正面玄関を入るとそこには病院を創設したヴィクトリア女王像がある。その奥のセントラルホール中央にF・N像がある。両サイドにナイチンゲール看護学校卒業生の逝去後は、校章を返還するルールにより「F・N看護学校卒業校章の返還プレート」が掲示している。現在、ナイチンゲール看護学校卒業生の看護師が約15人在職している。病院内には当時小児科病棟のステンドグラスの壁画が飾られ、当時を忍ぶことができる。病院内にある教会は、患者とスタッフの祈りの場でありボランティアが作製したナイチンゲール看護学校校章を刺繍した祈祷台の膝クッションが置かれている。

　2020年の本年は、新型コロナ感染症対策で「感染症指定病院」に指定（2病院の内）されている。

6．「統計学者」として　独創的考案の統計グラフを考案し英国の統計学の基礎を築く

　父の書斎にあった「統計学者のウィリアム・ファー」の書物で独学し統計学の基礎を学ぶ。クリミア戦争帰還後、陸軍の衛生改革の必要性から陸軍病院の不衛生が原因で多数の兵士死亡者を統計学で客観的に明確にする。負傷兵の死亡原因を、疾病、負傷、その他に分けて視覚化し死因分析をグラフで表した。英国の統計学の基礎を築いた独創的考案の統計グラフ（「鶏のとさか」円グラフ）を考案する。さらに国民の健康を助長、救済、病院、病気から生命を守る為に「自然現象」「社会現象」などの事実のデータを視覚化し軍首脳部へ提出する。

　当時米国は、南北戦争（1861年～1865年）で兵士の死亡が課題であり、第16代アメリカ合衆国大統領「奴隷解放の父」と言われたエイブラハム・リンカーンは、F・Nを招聘し統計学を学び、兵士の死亡率の減少の功績を得る。

　1859年39歳、女性として初の英国王立統計協会会員にも選ばれクリミア戦争から帰国後、米国の統計学会の名誉会員に英国女性初の王立統計協会会員に選出される。独創的考案の統計グラフを考案し英国の統計学の基礎を築き考案のグラフの様式は今でも使用され150年前の先見性のある実践である。

7．「社会福祉士」（ソーシャルワーカー）として法律を制定

　人間が人間らしく生きていける社会の方向を考えて　「首都救貧法」制定し英国の福祉（慈善事業）は大きく転換する。

8．著述家として世界に執筆

　世界200ヵ国以上に「150冊の本」と「12000通の手紙」は、世界各地から看護と衛生に関して送られた質問状への回答である。

　　次の 2 冊はその代表いえよう。『病院覚書』は兵士と関係した人の死亡率の統計グラフ
である。1860 年（40 歳）、史上初の看護専門書『看護覚え書』は、女性達に家族の健康
を守り、病気から回復する考え方と視点について科学的知識を基盤にした人類初めて「看
護」を明確する。これは、フランス語・ドイツ語・イタリア語に翻訳され初版本はナイチ
ンゲール博物館に展示されている。復刻版は、購入できる。著書からは、生命を慈しむ視
点で一人の人間から家庭、地域へ、国家、世界まで拡大する。

9．1860 年「ナイゲール看護婦訓練学校を創設」（40 歳）

　　クリミア戦争の基金で、ナイチンゲール看護婦訓練学校を St・トーマス病院内に創設
する。当時看護婦の教育は必要ないと考えられていたが、看護教育の専門教育を習得した
看護婦養成の必要性から創設する。宗教性のない世界初の看護婦教育と専門教育の必要性
を強く説いた独自の看護教育である。看護婦教育の必要性と女性専門職の社会での拡大に
死力を尽くす。

　　教師達と綿密に連絡を取り学校経営と運営に携わる。当時多忙で病弱であったが、政府
の要人でも約束がない訪問は断っている。学生と後輩の看護婦は自宅に招き激励し真剣に
指導し個人教育と個人指導を実践する。

　　看護教育は、座学と実習により知識と技術を習得させる内容である。看護学と看護観と
思想は、誰人の生命も平等でかけがえのない価値を持っている「生命尊厳を探求する学問」
「いのちを育む学問」である。看護は、生命を救うという救命にかかわるだけでなく、よ
り良く生き「いのちをはぐくむ」ことに関与する。看護婦は、人間が人間らしく生きる「生
活支援」の専門家である。「看護の思想」は、「人間の健康」を追求する生命哲学であり「い
のちの大切さ」を心肝に染める教育である。
現在、社会は「生老病死」の課題に直面している。人々を元気にするために「人と心を触
れ合わせる」教育が重要である。人間愛を根底に「いたわり」「思いやり」「尊敬する気持
ち」「善悪の基準」「いのちを大切にする表現と態度」など心の教育が必要とされている。
FN の看護思想は、科学的思考が根底とし自然の法則の重視した社会現象を導く原理の追
求し社会を元気にすることである。看護はどんな仕事よりも最も注意を集中しなければな
らない仕事である。

10．慈善病院、スクタリ病院、St・トーマス病院の改良と改善をする。また、インドの衛
　　生問題など国際的に看護管理者の視点で組織的に業務内容を考案し活躍した優れた看護管
　　理者である。

　　　1883 年（63 歳）、赤十字勲章授賞。1908 年（88 歳）、女性初のメリット勲章を授賞。
これは軍事、科学、芸術、文学、文化、福祉の振興に功績のあった人物に贈られる最も名
誉な勲章で史上初の女性授賞者である。

フローレンス・ナイチンゲールの生き方

「近代医療、看護、福祉、教育、健康に捧げた生涯」の背景と根底には、信仰に基づいた使命が諦めない、何事にも決して屈しない実践力で功績を成し遂げたのである。

偉業を支えた背景には独自の信仰観がある。12000通の励ましの手紙の一節に「諦めるという言葉は私の辞書にはない」「人生は戦いです」と記されている。ここに自身の決意を変えない毅然として信念を貫く信仰の精神であることが伺える。52歳から80歳になるまで学生と卒業生の看護婦達に年1回の書簡を書き続けている。それは書簡、公式文書、教書で「看護と科学と宗教（信仰）」のテーマが貫かれ永遠の「看護精神」が脈打っている。看護を通して信仰が必要不可欠であることを痛感している。

65歳の書簡の中で

「その人の行動の動機となる力、それが信仰なのです」と記されている。

信仰をどのように捉えていたのか。人々にとって信仰がどのようなものであるかについて考察している。

そして「真の信仰」の結論については「その最高の形においては、『生活』に表れるものです。真の信仰とは、今自分がしている全てのことを全力をつくして打ち込むことなのです」と的確で鋭い洞察を加えている。

信仰は生活、生き方に表れるものでありそこに真の信仰の力がある。また、日々の生活の中で自己変革が肝要であることを強調している。

53歳の書簡に「私達の中には、自分の心や性格を日々の生活の中で改善していこうと真剣に考える人はごく僅かしかいません。しかし自分の看護のあり方を改善していくには、これが絶対必要になってくるのです」と記されている。

Ｆ・Ｎの行動の動機となる力、それが信仰である。Ｆ・Ｎの信仰観は、多くの著作からも伺うことができ、書簡の中で病人を看護する者の関心は、科学的なもの見方に留まってはならないと考え「ここに私達の『人間性』、つまり人間仲間に対する私達の情熱があらわれそして、最後にして最初に、『信仰』がでてくるのです」と記されている。

「看護婦の人間性と患者への接し方は、生命観、人間観と信仰と密接に関係している」と拝する。

偉業を支えた背景には、独自の信仰観をもち、神との結びつきも重要視している。信仰に基づく厚い言葉 "It is I; do not be afraid."（私は恐れない）が、マーガレット教会の額に記されている。

国民の健康と幸福のために「誰しも決して見捨てない」と自らを鼓舞しながら諦めずに挑戦し続けた生涯は、私達の実践と生き方に示唆を与えて続けていると痛感する。

慈愛と物事を正しく見る目と強い心で現代医療・看護・福祉・教育、健康に多大な影響を

　与えている。生涯世界的先見性の改革を成し遂げ当時の社会的地位の低い看護婦を女性専門職へと変革させ「21 世紀は、女性の時代」と掲げて看護婦の職業確立した、女性専門職の開拓者である。

　　五感と心に感動を与え対価を求めない姿勢と表裏のない「心」で接し、生涯目の前にいる一人のために頭と心を使い、相手が驚く程手を尽くして励まし「目配り、気配り、心配り」の達人と言える。

「おもてなし」は、日本人のホスピタリティ精神を表す日本語である。大切な人への気遣い・心配りの心が築かれた世界に誇れる日本文化といえよう。私は、F・N の心に通じるものがあり「おもてなし」は、F・N の精神文化でもある。

　　F・N の生きるキーワードは、「勝つより負けない心」である。スクタリ病院で愚劣な妨害にあった時全てを乗り越えて前に前に進んだ。200 年前の一女性の徹して揺るぎない志と信念を生涯貫き究めた偉大な生き方に唯々畏敬の念を表さずにはいられない。

F・ナイチンゲールの生き方から学ぶ

　　ドイツ教育哲学者のオットー・フリードリッヒ・ボルノウ（Otto Friedrich Bollnow 1903 年 3 月 14 日〜 1991 年 2 月 7 日没 88 歳）は、「精神的・運命的出会いが人生を決める」と提言している。「不特定な形、運命的な出来事が、人間をその非本来性から脱出させる人生のきっかけであるところにその本質がある。それが「出会い」である。誰もが、人との出会いにより大きく人生が変わる」と。

　　F・N の生き方に影響を与えた両親と家族をはじめ教授者、支援者などの人たちと出会い人との繋がりを構築したのだ。そして一人ではできない業績を成し遂げ数々の功績を後生に継承したのである。

　　時代の変化の中で「探究心、創造力、希望を生み出す生命力、人間同士の絆」は、重要な部分である。自分の才能と無限の可能性は、人間関係を通してこそ活かされるのである。

　　近代看護教育の祖、世界で初めて看護観を構築した F・N の軌跡の地を訪ねる度に、歴史上の偉人でなく現存していると実感し感動する。功績を残した生き方と思想をより深く学び何事にも真摯に取り組み、人のために生きる原点となっている。

　　生涯を通して名聞名利に流されず嫉妬、中傷非難、苦難を超越して、国民の幸福の為「利他の精神」で改革を成し遂げた揺るぎない信念に F・N の人間性と偉大さを痛感する。

　　2017 年当時、St・トーマス病院の救急外来看護師長ミッシェル・ガードナーは、看護職に求められるものは「世界中に読み継がれている『看護覚え書』の通り「激励と励まし」「熟練したケアの実践と気遣い（思いやり）である」と語っていた言葉が今も脳裏から離れない。

おわりに

　現在世界中で貧困、自然とオゾン層による環境破壊、中国の大気汚染、饑餓、虐待、核兵器、テロ、領土問題、人権、新型コロナ感染症など人類の生命を脅かす諸問題が起こっている。

　人生には「大切な何か」を教え、気付かせてくれる両親、友人、教員、恩師などの存在がある。人は多くの出会いや励ましを支えとし今ここに居る。自分を生み、育てくれた人を裏切らないと思えば、人生の正しき軌道から外れることはない。

　「友の喜びを我が喜びとし、友の嘆きを我が嘆きとする」ことを重んじ、人との良き出会いで人生が決まり目の前にいる一人の人を今いる場所で徹して励ますことが大切である。

　教育、経済、政治など、私たちを取り巻く環境の様々な課題から、自己肯定感をもち「私を産んでくれてありがとう」と両親に感謝できる心を持つことの重要性を痛感している。それが生命尊厳の心の根本である。

　偉業を成し遂げたF・Nの生き方を通してF・Nと同じ生き方はできないが、決して負けない心で何事にも諦めない精神で社会貢献の人生を教育者・研究者として今後も貫いていくと心している。

　私が、F·Nについて学び続け、語り続ける理由は、誰人も無限の可能性を秘め、使命を持っている存在であることを伝えたいからにほかなりません。社会的評価にとらわれず自分がどれほど豊かな可能性と使命をもった大切な存在を信じること。今いる場所で自分らしく輝いて生きることの存在がどれほど尊いのかを実感できることこそが、人間にとって一番重要なことなのである。可能性を開花させて自分らしい生き方をするために生涯、学び、成長し続けことが大切であるからである。

　価値観、伝統、文化、哲学の相違、生命軽視の混迷している社会において、自己肯定感、生命尊厳の思想が重要である。

　そして改めてF・Nの功績が、世界と日本の看護界に与えた影響は、計り知れなく現在も看護の普遍性を明らかにすることができる。F・Nの看護精神、原点と生き方を次世代へ繋ぎ継承する役割を自覚して生きることを心に誓ったのである。

　人と社会のために生きたF・Nは、最高に幸せな人生と確信する。家族、親戚、友人、近隣、地域、職場、国民、国、世界など自分に連なる全ての人を幸せにしたのである。F·Nは、最高に幸福な生涯だったと拝してやみません。

　新型コロナウイルス感染症が、世界に蔓延しているこの時期に感染症を予防できる今日の知見に立って振り返るとF・Nのこの見解は改めてF・Nの150年前の世界的先見性の偉大さと生き方に心より畏敬を評するのである。

　2050年には、世界の6人に1人（65歳以上）の高齢社会が、現実となる。その時のテーマは、「自分らしく、どう生きるか」である。一人ひとりが「自分のルーツ」を追求しF・N

が生きたように生涯青春の心で 地域に貢献し何歳になっても、新かしい何かに挑戦する人
生き方が真の生き方であるとナイチンゲールが示唆している。

　今後、技術が進歩しても人間の本質に関わる「生老病死」の根本的な苦悩は消滅しない。
激動と混迷を深める現在にこそ F・N から『負けない』という哲学を学び、何があっても自
身の無限の可能性を信じ心の強さを胸に挑戦し続ける。現在まで生きがいと誇りある教育に
携われている我が人生を思うとき、両親と恩師を始め多くの方々との良き出会いに感謝は尽
きない。一人の存在は、ローソクの灯火のようにささやであるが、人のため社会に貢献しよ
うという志を持つならば、その灯火は多くの人々を照らしていく光となる。

　私もまた、人々との出会いを楽しみ人に「負けない・諦めない生き方」で励まし合いなが
ら「生きていて良かった」と心麗しき語らいを重ねながら、生きる喜び、希望と勇気を送る。

　F・N は、世界的先見性と人間性をもち最も尊敬する偉大な人物である。F・N がいなければ、
世界中の看護職者と人々と私も現存してないと言っても過言ではないと考える。

　令和の時代にも「家族」「学校」「職場」「F・N の看護哲学」など「理念のたすき」を繋ぎ、
地域に貢献し続ける覚悟で私らしく輝いて生き国境を越えて広げていくことが課せられてい
ると痛感する。

　200 年前の一女性である F・N の徹して揺るぎない志と信念を生涯貫き究めた偉大な生き
方に唯々畏敬の念を表さずにはいられない。

文献

1) F・ナイチンゲール著 小玉香津子 (訳)「看護覚え書」1968 年　現代社

2) リツ・マクドナルド著　監訳＝金井一薫　訳＝島田将夫・小南吉彦 「実像のナイチンゲール」現代社

3) 丸山健夫 (武庫川女子大学教授) 著「ナイチンゲールは統計学者だった！統計の人物
　と歴史の物語」2008 年　科技連社出版

4) ナイチンゲール看護研究所　編集・著作 『看護覚え書』を読む【連続講義・講義録】
　(第 1 号～ 12 号) 2013 年 10 月 15 日・2015 年 10 月 15 日 現代社

5) 佐々木秀実著「歴史にみるわが国の看護教育」2005 年　青山社

6) 金井　一薫著 (ナイチンゲール看護研究所)「ナイチンゲールの 7 つの素顔」

7) 金井一薫著「新版ナイチンゲール看護論・入門」-『看護覚え書』を現代の視点で読む
　現代社白鳳選書 48　2019 年 6 月 27 日第 1 版第 1 刷発行 現代社

8) 多尾清子著「統計学者としてのナイチンゲール」1991 年 医学書院 （P.68)

9) E.T. ベル著「数学をつくった人びと〈2〉(ハヤカワ文庫 NF―数理を愉しむシリーズ)」 2003 年
　早川書房

10) リットン・ストレイチー著「ナイチンゲール伝―他一篇 (岩波文庫)」1993 年　岩波書店

11) フローレンス・ナイチンゲール著「看護覚え書き―本当の看護とそうでない看護」

2004 年 日本看護協会出版会

12) ヴァージニア・ヘンダーソン著「看護の基本となるもの」湯槇ます・小玉香津子訳

2014 年 12 月 20 日　新装版　第 10 刷発行　株式会社　日本看護協会出版会

13) 薄井坦子編「ナイチンゲール言葉集」看護への遺産　現代社白鳳選書 16

2011 年 1 月 15 日第 1 版第 9 刷発行　現代社

14) オットー・フリードリッヒ・ボルノウ（Otto Friedrich Bollnow ）著，浜田 正秀 翻訳

「人間学的に見た教育学」1999 年 8 月 20 日第 2 版 10 刷　玉川大学出版部

15) フローレンス・ナイチンゲール著「ナイチンゲール著作集」第 2 巻 湯槇ます監修 薄井坦子他編訳『病院覚え書』1863 年 第三版（増補改訂新版）1974 年 6 月 10 日　現代社

4．フローレンス・ナイチンゲールから影響を受けたもの

―『看護覚え書』を通して―

高島　留美

　私は、看護の道を歩きはじめて数十年になります。臨床時代は、残念ながらナイチンゲールを意識しながら看護を行っていたわけではありません。ですが、「ナイチンゲール看護研究会・滋賀」に参加し少しずつ学ぶうちに、私は看護師として、知らず知らずのうちにナイチンゲールに影響を受けていたことに気付きました。そしてそれは、学生時代に学んだ『看護覚え書』が基となっているのでした。

（1）心から寄り添う

　私のナイチンゲールとの出会いは、子どもの頃に通った歯科医院者に置いてあった学習まんがにはじまります。エジソン、ファーブル、ヘレンケラー・・・世界の偉人たちは、待合室の私にとって、歯を削る「キーン」という音や泣き声が響き渡る恐怖の世界から少し遠ざけてくれました。その中でも、夢中になって何度も読んだのが、「フローレンス・ナイチンゲール」でした。私が一番印象に残ったページは、痛みで苦しむ軍人にロウソクを手にしたナイチンゲールが優しく声をかけ励ます姿でした。その、つらく心細い気持ちに寄り添う姿に、なんと温かい人なんだと心が震えました。中学生になった私は、とくに一大決心をした（ナイチンゲールのように神のお召しがあった）わけではありませんが、「将来は看護師になる」と自然な流れで自覚しました。看護学生時代や看護師一年目には、"看護観"について幾度となく考え、私はそのたびに"人に心から寄り添える看護をしたい"とレポートに書いていました。今思えば、あの学習まんがのナイチンゲールの姿が胸に刻み込まれていたようです。その後、私は看護師経験を積み重ねましたが、ふと、看護に悩むと、余計な考えを振り払い、"人の気持ちに心から寄り添えているだろうか"と思い返し、自分を律することもありました。

　そして、数十年経った今でも、私の看護観は、"心から寄り添うこと"が根底にあります。私にとって、ナイチンゲールからの最大の贈り物、それは看護師人生の礎となるこの看護観なのです。

（2）環境をととのえること

　病院に勤務しはじめると、業務を手際よく行う先輩看護師に圧倒され、私はそれが一人前の看護師だと思うようになりました。そして、いつのまにか業務をこなすことばかりを優先

してしまい、患者に心から寄り添うことをあまりしなくなってしまいました。たとえば、先輩看護師の見様見真似で、患者に直接冷気があたろうが、便臭が充満したときは病室の窓を開け放つことや、絨毯の床に尿や血液で汚染しても、少しだと気にならなくなりました。時々、「これでは駄目だ」と思うときもありましたが、「時間もないしこれが理想と現実の違いだ、仕方ない」とやすやすとあきらめてしまうのでした。ナイチンゲールは、『看護覚え書』の中で、看護における真の第一原則として、「患者が呼吸する空気を、患者に寒い思いをさせることなく、外の空気と同じだけ清浄に保つこと」[1]であると述べています。また、「病室にとって絨毯というのは、恐らく最悪の考案物と言ってよいものだと思います」[2]「絨毯から立ち上がる汚れた空気―中略―水分がしみ込むことによって、教室や病院の大部屋などの床から有機物が発散して悪臭を生じるということ自体、有害な事態が進行していることへの警告だと言えましょう」[3]と述べています。私が行っていたこと(外気を当てることや絨毯の汚染を放置したこと)は、看護の視点での行動では全ありませんでした。さらにナイチンゲールは、『病院覚え書』の冒頭で、「病院がそなえているべき第一の必要条件は、病院は病人に害を与えないことである」[4]とあります。私が行ったことで一番問題なのは、患者へ害を及ぼすことが分かっていながら、仕方がないと言い訳をしていたことです。ナイチンゲールを再び学習している現在、もしも当時に戻れるのであれば、少しの時間を惜しまず、患者に直接風があたらないように、おむつ交換後に空気の入れ替えを速やかに行うでしょう。そして、病室の絨毯は外すか、クリーナーで頻繁に洗浄しようと提案すると思うのです。

(3) 人的環境について

『看護覚え書』は、"環境論"といわれ、新鮮な空気や陽光、温かさや清潔さなど5つの要素が、ナイチンゲールならではの細やかな観察力と感性により提唱されています。『看護覚え書』を学ぶうちに、私が一番感銘を受けたのは、物理的な環境だけではなく、人による環境因子を述べていることです。私は、臨床看護師時代、患者さんに大きな声や、器具類の金属音などをたてないように、騒音について常に気をつかっているつもりでした。しかし、ナイチンゲールは、第4章"音"で、「不必要な音や、心に何か予感を抱かせるような音は、患者に害を与える音です。病人に悪影響を及ぼすのは、音の大きさ、すなわち耳という器官に伝わる刺激の大きさではないようです」[5]と述べています。健康な私にとっては、大きな物音だけが苦痛だと思い、まさか、小さな音が影響しているとは思いもよりませんでした。小さな音として、病室内でのひそひそ話や、ドアのすぐ外での話があげられ、それを聞いた患者は、「自分のことが話題になっているのだとわかるのです」、また「心の緊張と努力は非常に大きく、これによって数時間後に症状が悪化したとしても何の不思議もないほどなのです」[6]と、小さな音でも患者にとっては"不安をかき立てる音"にかわり、健康に影響を及ぼすまでに

至るというのです。確かに、ただでさえひそひそ話をされると気になるのに、とくに医療者がしていると、かなりネガティブなことを考えてしまうでしょう。このことを学んでからは、臨地実習で学生と話すときには、廊下での会話や小声で話すことを慎み、できるかぎりスタッフステーションで話すように特に気をつけるようになりました。そして、このナイチンゲールならではの研ぎ澄まされた感覚を身に着けることができるよう、学生とともに「スタッフステーションの側の部屋は騒音があるのか、その音は不快なのか、なぜカーテンを閉められているのか、など環境を通した患者理解について、ディスカッションするようになりました。学生は「足音がうるさいと思う」「静かすぎたら不安じゃない？」「看護師さんが起きている音がすると安心かもしれない」など、学生のありのままの感覚から患者の気持ちへ想像力を発展させることができるようになり、さらに教育効果が得られるようになったと思います。

　今回、フローレンス・ナイチンゲールから影響を受けたことを挙げると、『看護覚え書』が私にとって一番身近なものであり、実際の看護に繋がっていることに気付きました。ですが、私が知っているナイチンゲールはまだまだほんの一部です。ナイチンゲールに関する書籍は数多く出版されており、知れば知るほど奥が深く、魅力あふれる人物であることが分かります。150 年前とは思えない色褪せることのないナイチンゲールの看護思想を学びさらに影響され続けることが、今後の私の愉しみとなっています。

文献

　1) フローレンス・ナイチンゲール　小林章夫他訳：看護覚え書　うぶすな書房　2015 p11

　2) 前掲書 1) p145

　3) 前掲書 1) p149

　4) フローレンス・ナイチンゲール　湯槇ます監訳：ナイチンゲール著作集第 2 巻　現代社　1974 p185

　5) 前掲書 1) p73

　6) 前掲書 1) p75

5．フローレンス・ナイチンゲールの看護思想が人生に与えた影響

―理論と実践を追い続けて―

齋藤　京子

1、看護の理想像と現実のギャップ

　中学の頃、特に取り柄のない私は将来何になるんだろう？と漠然とした不安の中にいた。高校進学の時期になり母の一言で将来は決まった。「これからの時代、手に職をつけた方が、生活が安定する、看護師が良いんじゃない」と。あまり裕福な家庭で無かった我が家の事情からすれば、母の助言は説得力があり、迷いなく看護専門学校へと進み、フローレンス・ナイチンゲール看護と出会う事となる。

　学生の時に習った「看護覚え書」、「病院覚え書」、「ナイチンゲール誓詞」は看護師であれば、誰もが知っているワードである。特にナイチンゲール誓詞は、戴帽式を前に繰り返し暗唱し看護師の倫理綱領の基礎として刷り込まれた。このナイチンゲール誓詞の、「我は此処(ここ)に集ひたる人々の前に厳かに神に誓わん、我が生涯を清く過ごし、我が任務（つとめ）を忠実に尽くさんことを、我は我が力の限り我が任務の標準を高くせんことを務むべし」[1]に、より良い看護を追求していく事が専門職であり、専門職として療養の世話に力を注ぐ事をイメージしていた。一方で「我は心より医師を助け、我が手に託されたる人々の幸のために身を捧げん」[2]とある。この文言に看護師は医師を助ける為に身を粉にして頑張るのだと思った、それが患者のためになるのだと。医師と看護師には学歴の差があり、学歴を持った医師の考えや発言は正しく、医師は看護についても理解し患者に最善の医療を与えるものだと理解していた。

　卒業し、病院に就職すると夜勤や検査出しに追われる日々が始まった。事実忙しく、ゆっくりと患者の話を聞いている暇はなかった。機転良く動くことを良しとされる病棟の雰囲気。先輩看護師から教わる看護、医師から求められる看護は学生の頃に習った療養の世話よりも診療の補助の一面が強く、看護からドンドン遠ざかり、フローレンス・ナイチンゲールの看護とは名ばかり、机上の空論との思いにさえ至った。看護という職業のイメージは、疾患の病理理解、心電図を読み主治医に伝える、後輩に伝えて行く、まるでミニドクターになることが一人前の看護師、良い看護師像へとすり替わって行った。例え、患者との折り合いが悪い事例に遭遇しても相手側の課題、ミニドクター化することが患者の為になると本気で思っていた。

　しかし、年に1回院内で行われる研究発表は嫌でも看護とは何かを考えなければならい、実際の現場と看護がかけ離れている事実を事例発表が辛うじて看護を問い直すきっかけを与

えていた。今、行われているケアはフローレンス・ナイチンゲールが語る看護となっているのか？ナイチンゲールの看護は現代には通用しないのか？と専門職としての疑問は湧くが看護を突きつめる手立てを持たないまま、日常業務の煩雑さに呑み込まれ悶々とした日常に戻る、を繰り返していた。

　結婚、出産で病院を退職、次の就職先は、子育てをするには夜勤のない訪問看護の仕事を選択した。当時、看護の第一線は病院看護、いずれ子育ても落ち着けば病院勤務に戻る事が自身のキャリアとしては当然と信じ、腰掛け程度の思いで訪問看護の職に就いた。しかし、訪問看護との出会いがその後の人生において看護への探求心を強く刺激し「看護とは何なのだろう」を求めて訪問看護認定看護師教育課程、更に大学院へと進むまでになる。自分の思考や行動に最も強く影響を与えた訪問看護とは何なのか？これまでの事例とともに最後はやはりナイチンゲール看護理論へとたどり着いた過程を振り返りたいと思う。

2、訪問看護との出会い

　9年間の臨床経験を持つ私は、そこで得た知識と経験があれば在宅の場でも対応できるだろうと甘く考えていた。しかし、2週間の同行訪問の間に、先輩看護師の利用者や家族とのコミュニケーション力や本題に入るタイミング、勝手知った家のごとく振舞う姿、有るもので工夫しケアに生かす知恵、連携機関とのやりとりを看護師一人で判断し行動している姿に圧倒された。病院では、必要なものは準備されている、患者の困り事は医師や先輩看護師の判断を仰げば良かった。今思えば、病院という建物に守られ看護師として自立しているようで依存的であった。病院とは全く違う環境に、それまでに培われた自信は不安に変わり、私の居場所ではない、自信を持って仕事のできる病院に戻りたいと思った。一方で、患者は病院では患者役を容易に引き受けていて、在宅で見る患者の姿が本当の姿なんだと単純に感じ取ることができた。病院看護では生活者である患者像を理解できない仕方のなさがあるのだと、訪問看護の世界に足を踏み入れ初めて気づかされた。それでいて患者を理解していると知ったような看護をしていたのだと恥ずかしささえ感じた。また、訪問看護師と本人、家族とのやりとりがあまりにも自然で、肩に力の入った感じがなく、まるでお隣の住人を看るかのような優しい看護の展開を目の当たりにした。こんな看護の世界もあるのだと病院看護とは異質な訪問看護の世界にカルチャーショックを受けた。

3、看護力を試された事例

　訪問看護を始めて半年も経たないある日、スタッフの急な休みで代行し訪問する家があった。急なことであまり情報を持たず状態観察と清拭が目的で訪問した。玄関のチャイムを鳴らしても誰も応答ないが、勝手に入っていくようにと申し送りがあったためカルテの家の見

取り図を頼りに恐る恐る部屋に入っていった。ベッドに横になっている姿を見て、呼吸状態が明らかにおかしく血圧も低い。呼びかけても反応もない。こんな人を一人で清拭するの？がんとは聞いたけどこんな終末期だと申し送りされたっけ？急変してるのかな？家で看取るのかな？家族はこんな状態で留守ってどういうこと？家族がいたとしてもなんて説明するんだろう？もう一回血圧測ろう、私の勘違いであってほしいなど、対象者を前にいろんな考えや不安な感情が入り乱れ一人でパニックになっていた。何をどうして帰ったのか覚えてもいない。ステーションにもどり上司に状態を報告し、その後の事は対処してもらった。そして翌日には在宅で亡くなられたとの報告を出勤時にきかされた。今にして思えば、これが私の看護師としての力量をまざまざと思い知らされた出来事だった。何一つ判断できず、今までに経験したことのない恐怖と不安の1時間、物言わぬ対象者と過ごした情けない思いで一杯の経験だった。

　病院に勤務していた頃、何人も看取りを経験している。恐怖や不安はあったがすぐに同僚やドクターに相談し指示に従っていれば良かった。在宅では一人で情報収集、アセスメント、判断、行動する事の大変さを、身をもって体験し、看護の責任の重さを強く感じた。そして、看護力をつけないといけない、情けない看護はしたくないという思いを強く持った。

　病院から在宅へとシフト転換されている昨今、訪問看護は地域に根ざしてステーションを構え「看護」を売りとして対価を得ている。訪問看護は、看護師一人一人の力量が地域住民の健康を支え、その効果や評価はダイレクトであり、より看護の真価が問われていると考える。

4、看護の奥深さを感じた事例2

　訪問看護を始めて1、2年がたった頃、あるがん患者さんとの出会いがあった。Aさんは70歳代で一人暮らしの女性。他県に娘家族がおり、たまに帰ってくる程度であった。Aさんへの訪問看護は週3回入浴介助を私一人で担当していた。Aさんの印象は神経質、タンスの衣類が一つ一つ輪ゴムでくくられ、整然と並べられている。生活の仕方にも細かくこだわりがあり厳格さを感じていた。私とは全く違うタイプのAさんに対して、逆らえない雰囲気から苦手意識をもち、こんなに気を使う訪問看護は嫌だな、なんで家政婦のように従わないといけないんだろう、辞めたいなという思いが強くなっていった。

　ところが、1年が経過した頃、がんが再発し緊急入院となり突然に訪問看護がなくなった。重荷から解放されるという安堵感でホッとしていた。しかし、なかなか退院して来ると言う連絡がなく苦手な利用者であるにも関わらず、気になり始めていた。ついでの事もあり病院に見舞いに伺った。ベッドに座っていたAさんは元気そうではあったが、「これから抗癌剤治療受ける予定で脱毛するらしいからカツラを選んでいるの、娘がね、この本（カツラのサ

ンプル本）を持ってきてくれたんだけどね、、」と力なくペラペラとめくりながら言われ、私の姿をみて「若いっていいわね〜」としんみりとつぶやかれた。その時の表情や姿、声の調子がとても印象深く心に響きなんと言葉を反せばいいのだろうと戸惑った。どのような思いでつぶやいたのかわからないが、私を見て若さに対する嫉妬？生に対する感傷的な思いや、老い先短い事を理解している言葉のように感じた。何となく重たい空気に耐えられず帰ろうとしたその時、「有難う」と何とも言えない表情、空気感で言われた。その時不思議と重たい気持ちが晴れ晴れとした気持に変わった。私に会いに来るの嫌だろうに、と見透かされながらも、よく頑張って来たねと言われたような、自分の行動に何か達成感を味わせてもらえた感覚であった。見舞いにきたのに何か大事なものを頂いた思いだった。

　その後再度見舞いに行くチャンスがあった。病室を訪ねるとそこに姿はなく、看護師に聞くとICUに移ったとのことであった。嫌な予感がするなと思い行くと、ベッドに横になっているAさんは下顎呼吸をしていた。その姿を見た途端、身体の奥から涙があふれ出て嗚咽が出るのを止められないでいた。自分でも不思議であった。なんでこんなに泣いているんだろうと思った。あんなに苦手意識を持ち辞めようかと思うほど私にとっては辛い看護であったのに。他の人が見たらおかしいと思われそうだと思いながらも立ちすくんで泣いていた。居たたまれなく感じて病室から出ると、廊下で娘さんに出会い挨拶を交わした。しばらくするとICUの看護師が娘さんを呼び慌ただしくAさんの元へと駆けていかれた。亡くなったのだなと思った。また、涙があふれてきた。もしかして私が来るのを待っていたのかなと思った、ただの偶然かもしれないが何となく確信めいたものがあり、神秘的な思いさえした。帰りの車の中でも、訪問して笑いあった事やいろんな場面が思い出され涙が止まらなかった。病院で何人も看取ってきたが泣いたことや感傷的になったことは一度もなかった。この経験が、言葉では言い表せないが訪問看護ってすごい！と理屈抜きに感動した。

　多かれ少なかれ看護観を揺さぶる患者との出会いは誰にでもあると思うが、私はこの事例が看護のすごさを体感させてくれた。訪問看護は長く利用者と付き合っていく。それが自分の価値観では受け入れられなくても、その人の価値観に自分を強制的に合わせて関わっていく部分もある。それはかなりしんどいことだ。だが、亡くなられた後に思い出される言葉、忘れられない場面、しんどくても仕事をやりとおした満足感が看護観を確実に変化させていた。

5、訪問看護とナイチンゲール

　訪問した翌日に看護師の態度が悪かったから来ないでほしいと電話で言われた事もある。逆に感謝の言葉を何度も口にされ貴方が来て欲しいと懇願される事もある。一律にいかない人と関わることの難しさをダイレクトに感じながら進んで来た。

事例も様々で、がん末期で片手は点滴、片手はアルコールを飲みギリギリまで在宅で過ごした人。統合失調症の息子が母親の在宅看取りを成し遂げた人。入院中、廃人のようであったが退院した翌日には笑顔が戻り冗談が言えるようになった人。入院中、亡くなったご主人の名前で呼ばれていた息子が、家に帰ると息子の名前を呼んでくれた時はホッとしたと語ったエピソード、「家」という環境の中にいるだけで、その人が、その人らしさを取り戻す姿に感動し、何が看護なのかわからなくなり、看護や医療の力などわずかなものだと思い知る事がある。

　地域には多種多様な疾患や、年齢、家族また地域があり、病気を抱えながらも生活が前提にあり、そのような事例に触れる度、看護とは何かを問い続けさせられた。病院にいた時は事例研究が回って来ないと看護を振り返れなかった。しかし訪問看護は日々看護を考えるチャンスが嫌でも療養者や家族、地域から一看護師に突きつけられる。こうして看護とは何かについて真剣に考えざるをえなくなって行った。色々な研修に参加し看護とは何か、訪問看護とは何か答えを見つけたいという思いで参加していた。

　そんな時、「ナイチンゲール看護研究会・滋賀」に出会った。学生の頃看護師像として思い描いていたフローレンス・ナイチンゲール。今、訪問看護の世界に入り看護について悩み、自分の看護は果たして看護となっているのか、答え合わせをしたいという思いに至り、恐る恐る足を踏み入れた。失礼ながら看護理論は机上の空論と切り捨てていた私は、直ぐにはその本質に近づけることはできなかった。

　初めての研究会参加では、「看護覚え書」を読み解いていた。看護学生以来のナイチンゲール看護理論の勉強会である。最初は「人間の自然治癒力を最大限に引き出すのか看護である」「陽光」や「換気」という言葉に懐かしささえ感じた。そうそうそれが看護だと習ったな、という思いである。しかし、それが看護と言われても実際のケアとは程遠い感じがするなというのが正直な感想であった。「陽光」や「換気」を今の看護とどう結び付けて考えればいいのだろうと戸惑った。研究会が進んでいくうちに、段々と表面的に捉えていたフローレンス・ナイチンゲールの看護理論が、訪問看護で経験してきた事例と関連性を考える機会となり看護で有る事無い事の理解が進んでいった。

6、「家」で看護を受ける意味

　フローレンス・ナイチンゲールは、晩年、地域看護について語っていたと言う。残念ながら著書としては残されてはいない。しかし、その後ナイチンゲールに影響を受けた色々な看護師が、看護理論を確立している。その一人であるメイヤロフはケアの概念を「比較的長い経過を経て発展していくような他者との関わり方」[3]であり「ケアする人、ケアされる人に生じる変化とともに成長発展をとげる関係をさしている」[4]と述べている。訪問看護は

関わる期間が長く、これまでの看護実践を振り返ると、まさにそうだと感じる。対象者の生活の拡大に寄与できた時、看護師として私自身も利用者によって人として看護師として成長させてもらえたと実感している。訪問看護は長い時間をかけて関わりを持つ、良い看護ばかりではなく苦い思いをした看護経験全て意味があると感じる。

　また、これまでの事例から思う事は「家」という環境がその人の自然治癒力、生命力を高めていると実感する事である。家で過ごすことは、どんな治療や看護にも勝るのではないかと感じる時がある。そのため、家で生活することの意味は大きく、いかに生活を支える事が大事かを教えられる。「家」という安全基地で健康に対して前向きになれるよう関わるケアは自然の回復過程を進める大きな要素だと考える。

7、訪問看護と「換気」

　フローレンス・ナイチンゲールは「換気」の大事さを説いている。在宅では、その家特有の臭いがある。不快な臭いのする家でも訪問看護をしている時間だけ我慢していれば良いと思っていた。しかし、研究会に参加していくうちに、換気の悪さが病人に如何に悪影響を及ぼすか、時代は変わっても一緒なのではないかとの思いに至った。換気が悪い家には必ず理由があり直接的ではないにしても健康への影響を及ぼしている。例えば、タバコの匂いや、カビ臭さ、尿臭などは心身や、周りの対人関係にも影響を及ぼす。タバコが害を及ぼすと知りながら、そのままにするのでは無く、如何に健康へと変化してもらえるかを一緒に検討していくこと、そのためにはしっかりとした関係性やその人への関心を向けた看護力が問われてくる。その家の換気をよくするケアをしていく事は、自然治癒力を最大限に引き出す看護に結びつく。ナイチンゲールが説いた「換気」の本質は今も変わりなく、その本質をつかめなければ看護である事、ない事を在宅の場で、一人で判断することの視点を持つことは出来なかっただろうと思う。

8、ナイチンゲール思想に導かれて

　ナイチンゲール研究会に携わりながら、大学院に進みさらに他の看護理論を知る中でナイチンゲールの看護を深く理解するに至った。

　ナイチンゲールの看護がしたいなら訪問看護に行きなさいと語った、国会議員がいる。まさしくそうだと感じる。今の世でも色褪せないフローレンス・ナイチンゲールの看護思想は読み解く程に味わい深く、理論と実践を通して看護への深みと新たな発見をもたらしてくれる。学生の頃から紆余曲折を経てまた、ナイチンゲールに戻って来た道のりは実に面白く、まだまだ成し遂げられていない訪問看護のあるべき姿をナイチンゲールの思想をお手本に今後も探求して行きたいと思う。

文献

　1）城ヶ端初子：実践に生かす看護倫理、kumi、2015、P20

　2）前掲書1）P20

　3）ミルトン・メイヤロフ　田村真・向野宣之訳：ケアの本質　生きることの意味、ゆるみ出版、2008、P184

　4）前掲書3）P185

6．セント・トーマス病院で働いてみて

中分　和子

はじめに

　フローレンス・ナイチンゲール著者の「看護覚え書」は、日本の看護師の聖書的な存在であり私自身も日本で看護学生時代に読む機会があった。2003年に渡英して2003年9月からセント・トーマス病院で働く機会があり、現在まで Kings college Florence nightingale School of Nursing にて看護学を学び、臨床では現在も頻繁に学生の指導にあたっているが、自らの学生時代以降、「看護覚え書」を読む機会が全くないように思える。現在の英国の看護学は Evidence based practice が重要視されている。2020年に世界的なコロナウイルスのパンデミックが起きたことによって公衆衛生の重要性が再び注目され、英国にはナイチンゲールセンターと呼ばれるナイチンゲールの換気の重要性などが採用された仮設病院が設立され、ナイチンゲール生誕200年の年に再び看護の原点を見つめ直す機会ができた。

1．セント・トーマス病院で働くことになった理由

　私がどうしてセント・トーマス病院で働くことになったのか、及びなぜイギリスで働いているのか、なぜセント・トーマス病院なのか、についてご質問をいただきました。実は皆さんがご想像されるようなナイチンゲールへの憧れがあり、といったことではなく、あくまでも成り行きでした。

　私は高校生の時に、とある歯科医院でアルバイトしたことがきっかけで　医療の世界に興味を持ち、当時日本でバブル経済の崩壊があったため、公務員や医療関係の仕事に人気が集まっていたこともあり、地元の JR 大阪鉄道病院の看護学校に進学しました。学校は残念な

がら数年前に廃校となり、現在は存在しません。看護学校の一年生の時にナイチンゲールの著書「看護覚え書」を読んだことを今でも鮮明に覚えています。当時は看護学生の１年生は「看護覚え書」を読むのが必須でした。その当時は、ナイチンゲールがどこの国の人だということを気にもとめていませんでした。

　看護学校の３年生の時に、阪神大震災が起こりました。附属する病院が JR の病院ということもあり、病院では緊急にボランティア医療チームが結成され被災地に赴くといったことも経験し、災害時緊急時の医療の大切さを実感しました。その後鉄道病院で、３年間外科病棟で勤務した後、海外に住むことと色々な国を旅行したいという中学生の時の夢を叶えるためにオーストラリアにワーキングホリデイビザで一年滞在し、旅行、医療ボランティア（老人ホーム、小児病院など）日本語教師なども経験しました。

　日本に帰国後、大阪府立母子医療センターの小児集中治療室（PICU）で２年半勤務し、2003 年に渡英し 2003 年９月からセント・トーマス病院で勤務することになりました。当時のイギリスは深刻な看護師不足を解消するため、積極的に海外のナースをリクルートしていたためその６ヶ月のコンバージョンコースに参加して、翌年５月に正式にイギリスの看護師免許を受け取りました。その後勤務病棟が小児病棟だったため小児看護師専門コースに編入しその後すぐに 2005 年に Diploma を取得しました。2005 年に出産を経験し、2007年よりパートタイムで現在のエピリナ小児病院の小児循環器科に勤務しています。当時のイギリスは、看護師は無料で、大学で学べる制度がありましたので　働きながら大学に通い 2012 年に小児専任看護師の学位を取得しました。2003 年のトレーニングコースから10 年近く Kings college Florence　Nightingale　School of Nursing で学ぶ機会があり、現在も臨床で学生指導にあたっていますが　ナイチンゲールがトピックとして取り上げられることが一度もなかったので、イギリスは「看護覚え書」を看護教育に殆ど取り入れていないと理解していました。

　2020 年にコロナウイルスのパンデミックが起きた際に　ナイチンゲールホスピタルという病院がイギリス各地に一時的に建設され、ナイチンゲールが唱っている換気や環境の配慮がなされた病院だということが報道されていていました。ちょうどナイチンゲール生誕200 年の年でした。

２．なぜイギリスで働いているのか

　なぜイギリスで働いているのかということですが、英語圏の病院で働くことで、全世界で働く機会が得られるのではないか？当時私は、青年海外協力隊などにも興味がありましたので、イギリスはアフリカなどに積極的にボランテイアに行く機会があり色々な可能性が広がるからという考えからです。渡英後、同じ病院で働くイギリス人の男性との出会いもあり、

現在もイギリスに滞在しているのは家族がこちらにできたという理由です。セント・トーマス病院は、2003年に100件近くの病院を申し込んだ末に、はじめに合格通知を頂いた病院であり、今現在も働き続けているのはイギリスでは指折りの大病院で教育システムや福利厚生も充実しており、転勤を考える機会がありませんでした。イギリスは専門性が重視されるので、転勤は自分が申し込まなければありません。専門エリアには各専任ナースが自分たちでクリニックをしたり、薬を処方できたり、日本よりも看護師ができることが多いですので、一つのエリアを極めたい人には向いているかもしれません。

2020－2021年のコロナウイルスのパンデミックで、イギリスでは12万人以上（2021年3月現在）にのぼる死者が出ました。イギリスの人口が日本の半分だと考えるととても大きな被害で、世界的に考えても1－2を争う被害になりました。イギリスはもともとマスクやうがいをしたりする衛生習慣はありません。政府の認識も甘かったのか、感染って強い免疫をつける方針が最後まで取られ、ロックダウンが遅れました。日本は文化的に国民の衛生意識が高いので、死者や感染者も少なく抑えられている気がします。

現在2021年になり、まだ全世界のパンデミックは続いています。イギリスは人口比にすると世界最悪の死者が出ています。私自身も2021年1月に、大人コロナ集中治療室に急遽異動になり、今までの看護師経験の中で経験したことのない程、悲惨な状況を目の当たりにしました。イギリスの病院の構造は換気が悪い病院が多く、窓がない病室ばかりですので、やはりナイチンゲールが唱っている清潔で、換気のできる環境は患者の自然治癒力を高める助けをすると実感しています。

このような歴史に残る世界的なパンデミックを経験して、ナイチンゲールが唱えた、"看護とは、新鮮な空気、陽光、暖かさ、清潔さ、静かさを適切に保ち、食事を適切に選択し管理すること、こういったことのすべてを、患者の生命力の消耗を最小にするよう整えることを意味すべきである"。バイタルサイン測定、投薬やその他の処置に追われる毎日ですが、看護の原点に戻って、ナイチンゲールが唱えたこれらのことをいつまでも大切にできる看護師で有りたいと思ってやみません。

文献
フローレンス・ナイチンゲール 小玉香津子他訳：看護覚え書、日本看護協会、2019

第4部

「ナイチンゲールの看護研究会・滋賀」
での英国研修の報告

1. 「ナイチンゲール看護研究会・滋賀」の歩み

「ナイチンゲール看護研究会・滋賀」の活動は、月1回の例会と年1回の講演会の開催であり、より深くナイチンゲールの看護思想を学ぶ機会を設けている。参加者は、病院や施設、訪問看護ステーション、地域包括支援センターで働く看護職と、大学や専門学校の教員、大学院生、看護学生、高校生と様々である。参加者のなかには、研究会への参加をきっかけに、もっと看護理論を学びたいと科目履修生となる者や、看護研究につなげたいと大学院進学を志す者もいて、継続教育へと導く場ともなっている。2018年4月からは事務局を担当し、城ケ端初子教授のもと、「看護覚え書」「病院覚え書」「救貧覚え書」を読み解いてきた。

「ナイチンゲール看護研究会・滋賀」の歩みは、「平成27年10月～平成30年5月　ナイチンゲールの看護思想を実践に活かそう（城ケ端初子編著）」を2019年3月に、「平成30年6月～令和元年7月　ナイチンゲールの『病院覚え書』から看護の視点で病院を見直そう！」を2020年3月に、今年度も、「令和元年9月～令和2年10月　ナイチンゲールの「救貧覚え書」から看護と福祉の連関を見直そう！」の出版を予定している。著書以外にも看護展望や聖泉看護学研究への投稿、学会での発表も含めて研究会の歩みとして報告をしてきた。

また、研究会では、数年にわたり、ナイチンゲールの軌跡を辿るフィールドワークを計画してきた。しかし、2017年にロンドンでテロ事件やEU離脱問題でイギリスの情勢が不安定で中止せざる状況であった。今回、ナイチンゲール看護講演会に講師としてこられた旭川荘の川北敬子先生の計画に参加することで願いが叶った。帰国後には、新型コロナウイルスの感染拡大もあり、あと2日出発が遅ければ、中止になったと知らされた。それは、安倍晋三首相が2月26日の新型コロナウイルス感染症対策本部会合で「多数の方が集まる全国的なスポーツや文化イベントについて、今後2週間は中止や延期、規模縮小の対応を要請する」と表明したためである。ロンドンでニュースとして知り、驚いたが無事に出発し、問題なく帰国できたことに感謝している。

2．第 5 回ナイチンゲール看護講演会（英国研修で触れて感じて）

　「ナイチンゲール看護研究会・滋賀」では、念願の「F・ナイチンゲールの軌跡を訪ねて」（2020 年 2 月 24 日から 3 月 1 日）のフィールドワークを実現できた。英国研修は、クリミア戦争での負傷兵たちへの献身や統計に基づく医療衛生改革で、ナイチンゲールの一般看護師、社会起業家、統計学者、看護教育学者、病院建築としての偉業を改めて感じることができた。その偉業の報告として、第 5 回ナイチンゲール看護講演会（2020 年 11 月 24 日）のオンライン（zoom ミーティング）で発表を行った。

　テーマは、「ナイチンゲールの活躍した社会背景と辿った軌跡」として、講師は城ケ端初子教授であった。その中の一部として、以下のように分担し発表した。なお、このパワーポイント資料に関しては、令和元年 9 月～令和 2 年 10 月　ナイチンゲールの『救貧覚え書』から看護と福祉を見直そう！―「ナイチンゲール看護研究会・滋賀」の学びと歩み―（城ケ端初子編著）の P81 ～ 87 に収録したものと同じものである。

　　1）聖マーガレット教会・ナイチンゲールのお墓・エンブリーパーク（冬の家）：千田昌子
　　2）セント・トーマス病院・ナイチンゲール博物館：奥田のり美
　　3）クリミア戦争記念碑・ナイチンゲール居住跡：桶河華代

1）聖マーガレット教会・ナイチンゲールのお墓・エンブリーパーク（冬の家）：
千田 昌子

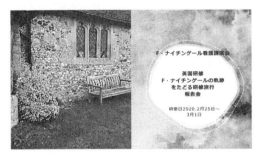

F・ナイチンゲール看護講演会

英国研修
F・ナイチンゲールの軌跡
をたどる研修旅行
報告会

研修日2020.2月25日〜
3月1日

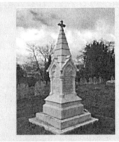

F・ナイチンゲール
のお墓と村人のお墓

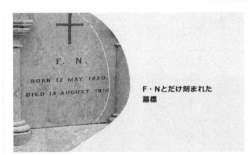

F・Nとだけ刻まれた
墓標

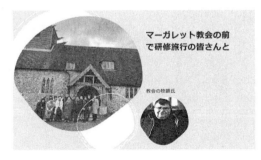

マーガレット教会の前
で研修旅行の皆さんと

教会の牧師氏

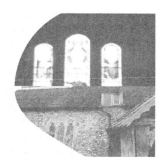

教会の内部
ステンドグラス

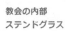

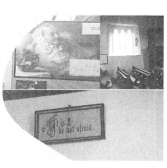

教会内の展示写真

壁のパネル
IT is be not
afraid

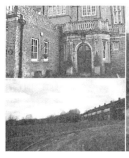

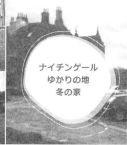

ナイチンゲール
ゆかりの地
冬の家

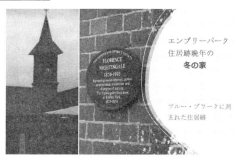

エンブリーパーク
住居跡晩年の
冬の家

ブルー・プラークに刻
まれた住居跡

2）セント・トーマス病院・ナイチンゲール博物館：奥田　のり美

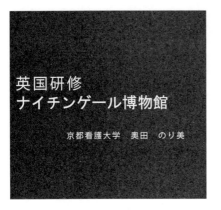

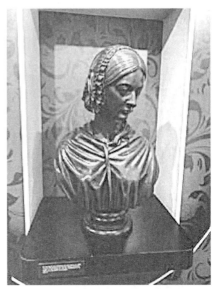

ナイチンゲールの銅像

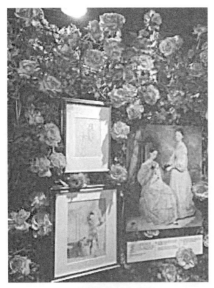

姉とナイチンゲール

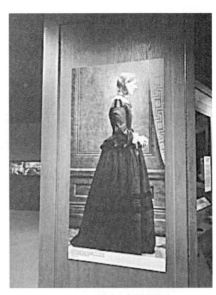

クリミア戦争後帰国時

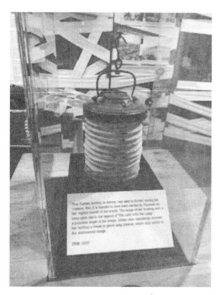

トルコランプ

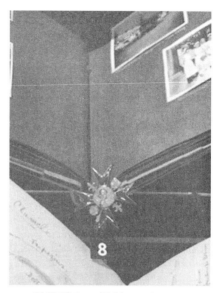

看護学生の解剖のスケッチ

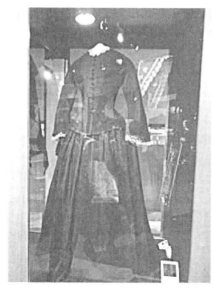

看護服

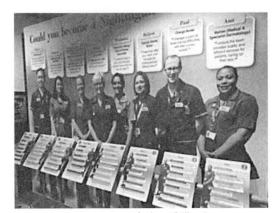

セント トーマス病院の看護スタッフ

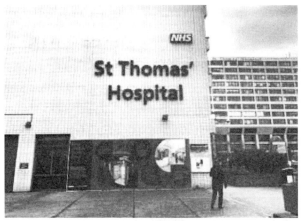

セント トーマス病院

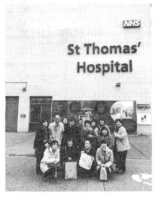

3）クリミア戦争記念碑・ナイチンゲール居住跡：桶河華代

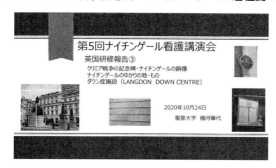

Guards Crimean War Memorial と
Florence Nightingale の像

クリミア戦争碑
フローレンス・ナイチンゲール像
初代ハーバート・オブ・リー男爵
シドニー・ハーバート

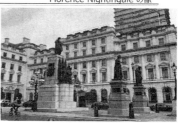

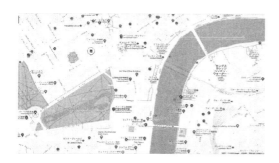

ナイチンゲールゆかりの地

1854年10月21日クリミアへ
出発

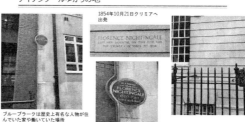

ブルー・プラークは歴史上有名な人物が住
んでいた家や働いていた場所

シャーロックホームズのブループラーク（実在の人物ではない唯一）

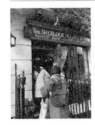 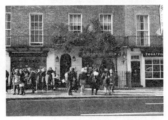

FLORIS：英国王室御用達・香りの最高峰

 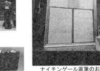

専属の調香師

ナイチンゲール直筆のお礼状

ヴィクトリア女王やフローレンス・ナイチンゲールも魅了された優雅なバラの香り

ダウン症施設（LANGDON DOWN CENTRE）

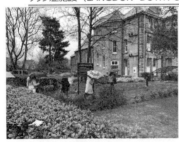 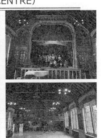

３．「ナイチンゲール看護研究会・滋賀」英国研修写真展

　2020年10月下旬〜11月下旬　「ナイチンゲールの軌跡を訪ねて」英国研修写真展を聖泉大学ラウンジにて開催した。びわ湖東北部地域連携プラットフォーム事業の「今後のびわ湖東北部地域を担う人材の確保」の共催もあり、写真展終了後には希望者に写真の進呈を行った。

　下記はその写真展の様子である。新型コロナウイルスの感染防止のため、外部の人が校内に入ることができない状況ではあったが、本学部の人間学部と看護学部の学生、院生、教員、事務職員には暗いばかりの日常の中で、「明るいラウンジとなった」「写真がきれい」「ナイチンゲールの軌跡を訪ねてみたい」と好評を受けた。

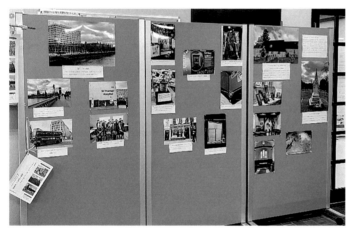

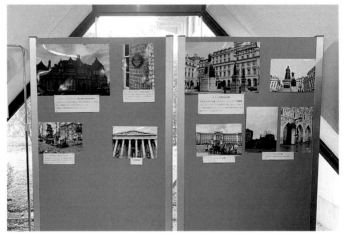

おわりに

　この本の出版が実現できたのは、「ナイチンゲール看護研究会・滋賀」代表　城ケ端初子先生の出会いと英国研修を企画した川北敬子先生のおかげであり、とても感謝しています。また、「いつも元気が一番」と、写真展の開催もとても喜んでくださった小山敦代学長のご逝去を悼み、心からご冥福をお祈りいたします。

　研究会をはじめ、いつもわたしを支え応援し、執筆依頼を受けてくださった城ケ端先生、川北先生をはじめ、奥田のり美さん、千田昌子さん、髙島留美さん、齋藤京子さんにお礼を述べるとともに今後ともご支援よろしくお願いいたします。

　何とか、1冊にまとめましたが、文中には、「看護婦」「看護師」という表記がされています。これは、ナイチンゲールの活躍した時代から、2001年12月の保健婦助産婦看護婦法改正により、男女共通で保健師、助産師、看護師となり、法律名も保健師助産師看護師法に変更されています。そのため、それ以前の文献には、「看護婦」という名称が使用され、混在しています。読みにくい部分は、ご了承ください。

　新型コロナウイルス感染症のため人の移動や行動の制限が継続しています。日本では緊急事態宣言が出され、毎日のように感染者数が報道されています。世界的に見ても新たに感染者数を増やしている国もあります。一体、コロナ禍はいつになったら終息するのでしょうか。「コロナは過去のモノ」となる日が来るまで、全世界ではまだまだ混乱が続くでしょう。

　医療資源の拡大については、人工呼吸器・マスクの増産などで政府が対応を開始していますが、医師・看護師の絶対数に限りがあります。接種が進むワクチンは、発症予防や重症化予防の効果は高いとされています。早く治療法が確立し、新型コロナウイルス感染が「ただの風邪」となる日をることを願うばかりです。

　最後になりましたが、本著の出版にあたりご、ひがし印刷の大橋氏、サンライズ出版の藤本氏のご尽力を頂きました。紙面をお借りし深謝いたします。

2021年3月12日

桶河　華代

編著者

桶河華代　聖泉大学看護学部　講師　修士（看護学）

著者名（五十音順）

奥田　のり美　京都看護大学　特任講師　修士（看護学）

桶河　華代　　前掲

川北　敬子　　社会福祉法人旭川荘　旭川荘総合研究所
　　　　　　　ナイチンゲール看護研究・研修センター　センター長　修士（教育学）

齋藤　京子　　滋賀県済生会訪問看護ステーション
　　　　　　　認定看護師（訪問看護）　修士（看護学）

城ケ端　初子　聖泉大学大学院看護学研究科　教授　博士（医学）

千田　昌子　　京都看護大学　助手

髙島　留美　　聖泉大学看護学部　助教　修士（看護学）

中分　和子　　Evelina Children's Hospital Guy:s and St thomas NHS trust
　　　　　　　小児循環器病棟シニアスタッフ

ナイチンゲールの看護思想をリスペクトするわたし

2021年11月1日　　初版1刷　発行

編著者　　桶河　華代
発　行　　ナイチンゲール看護研究会・滋賀
　　　　　〒521-1123　滋賀県彦根市肥田町720番地
　　　　　電話 0749-47-8400
発　売　　サンライズ出版
　　　　　〒522-0004　滋賀県彦根市鳥居本町655-1
　　　　　電話 0749-22-0627　FAX 0749-23-7720
印　刷　　有限会社 東呉竹堂 ひがし印刷

© Kayo Okegawa 2021　　乱丁本・落丁本はお取替します
ISBN978-4-88325-746-1　定価はカバー（又は表紙）に表示しています